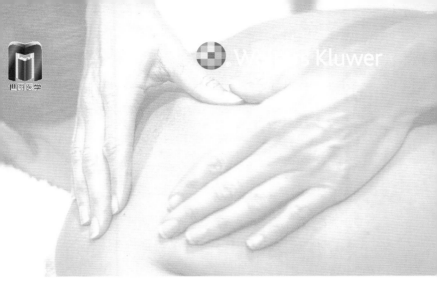

世图医学

Wolters Kluwer

五分钟
整骨手法医学手册

（第二版）

THE 5-MINUTE OSTEOPATHIC
MANIPULATIVE MEDICINE CONSULT
(2nd edition)

[美]米莉森特·金·舍奈尔　　[美]戴维·C.梅森　著
Millicent King Channell　　David C. Mason

李应志　秦春晖　主译

U0381598

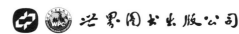

世界图书出版公司

本书提供了药物的适应证、不良反应和剂量疗程，可以根据实际情况进行调整。读者须阅读药品包括盒内的使用说明书，并遵照医嘱使用。本书的作者、编辑、出版者或发行者对因使用本书信息所造成的错误、疏忽或任何后果不承担责任，对出版物的内容不做明示的或隐含的保证。作者、编辑、出版者和发行者对由本书引起的任何人身伤害或财产损害不承担任何责任。

图书在版编目（ＣＩＰ）数据

五分钟整骨手法医学手册 /（美）米莉森特·金·舍奈尔，（美）戴维·C.梅森著；李应志，秦春晖译. — 2版. — 上海：上海世界图书出版公司，2021.9（2022.6重印）

ISBN 978-7-5192-8522-7

Ⅰ.①五… Ⅱ.①米… ②戴… ③李… ④秦… Ⅲ.①正骨手法—手册 Ⅳ.①R274.2-62

中国版本图书馆CIP数据核字（2021）第076018号

书　　名　五分钟整骨手法医学手册（第二版）
　　　　　Wufenzhong Zhenggu Shoufa Yixue Shouce（Di-Er Ban）
著　　者　［美］朱莉森特·金·舍奈儿　　［美］戴维·C.梅森
主　　译　李应志　秦春晖
责任编辑　陈寅莹
装帧设计　上海三联读者服务合作公司
出版发行　上海世界图书出版公司
地　　址　上海市广中路88号9–10楼
邮　　编　200083
网　　址　http://www.wpcsh.com
经　　销　新华书店
印　　刷　杭州锦鸿数码印刷有限公司
开　　本　787 mm×1092 mm　1/32
印　　张　12.5
字　　数　400千字
印　　数　1701–3400
版　　次　2021年9月第1版　2022年6月第2次印刷
版权登记　图字09–2020–1236号
书　　号　ISBN 978-7-5192-8522-7/R·578
定　　价　160.00元

审译者名单

主译　李应志　秦春晖

审阅　严隽陶　张　宏

译者（按汉语拼音排序）

　　　　陈　华（西双版纳职业技术学院）

　　　　程建军（云南中医药大学）

　　　　包　译（云南省第二人民医院）

　　　　郭现辉（河南中医药大学）

　　　　李　盈（赣南医学院）

　　　　卢圣锋（南京中医药大学）

　　　　王晓东（浙江中医药大学）

　　　　王艳国（天津中医药大学）

　　　　薛卫国（北京中医药大学）

　　　　姚　斐（上海中医药大学）

　　　　张国辉（上海中医药大学附属岳阳中西医结合医院）

审译者简介

主　译

李应志　医学博士，副教授，副主任医师，硕士研究生导师。2018—2019年美国北得克萨斯州大学健康科学中心（原得克萨斯整骨医学院）访问学者。现任云南中医药大学第二临床医学院推拿临床教研室主任，云南中医药大学第二附属医院针灸推拿科主任；长期从事中医推拿学教学临床与科研工作。

秦春晖　副主任医师，广州中医药大学针灸系毕业。任职上海中医药大学附属岳阳中西医结合医院麻醉疼痛科，负责疼痛诊疗工作。兼任中华医学会疼痛学分会颌面痛学组委员，上海市医学会疼痛专科分会微创介入学组副组长，上海市中西医结合学会介入专业委员会委员。疼痛医学领域公众号平台"培恩e学"创始人，微软混合现实全球合作伙伴；2020年入选苏州创业领军人才，获得"赢在苏州，创赢未来"国际创客大赛全球总决赛（国内专场）一等奖，中华医学会麻醉学分会科技创新二等奖，上海市宝山区科技进步奖。2018年赴美国哈佛医学院、西雅图瑞典医学中心、美国微软公司总部访问学习。

审 阅

张 宏 医学博士，主任医师，教授。国家科技部重点研发项目首席科学家、上海中医药领军人才、上海市高层次针推伤临床人才、美国北得克萨斯州大学健康科学中心访问学者。现任上海中医药大学附属岳阳中西医结合医院康复医学中心副主任，卫生部"中医康复"国家临床重点专科负责人、国家中医药管理局"中医康复"重点学科带头人；兼任中国民族医药学会康复分会副会长、中国康复医学会中西医结合专业委员会常务委员、上海电生理与康复技术创新战略联盟机器人专业委员会副主任委员等。

严隽陶 中国首位推拿学博士研究生导师，上海中医药大学终身教授、上海中医药大学康复医学院名誉院长、上海市中医针灸推拿临床医学中心主任医师、上海市名中医，兼任中华中医药学会理事及推拿分会名誉主任委员、上海市康复医学会副会长、上海市中医药学会常务理事，享受国务院政府特殊津贴，并荣获"上海康复医学发展终身成就奖"。同时担任《针灸推拿医学》杂志编委会主任委员、《按摩与康复》杂志副主编。

译者序

整骨医学是美国的主流医学之一，在美国有专门的整骨医学院，整骨医师是美国第二种合法的执业医师，目前在全美约有10万名注册整骨医师（D.O）。整骨医师用手诊断和治疗躯体功能障碍疾病，同时也拥有处方权，非常类似于我国的中医推拿医师。虽然两种手法医学的理论基础不同，但在治疗方法和疾病谱上却极为相似。美国整骨医学对解剖学的应用、一些特色技术以及针对手法作用原理的解释都值得中医推拿学从业人员吸收借鉴。

本书第一主译有幸于2018—2019年，受国家留基委资助赴美国北得克萨斯大学健康医学中心访学，跟随整骨医学院前院长戴维·C.梅森教授学习，回国后又邀请梅森教授来国内讲学并为其担任翻译。《五分钟整骨手法医学手册》（*THE 5-MINUTE OSTEOPATHIC MANIPULATIVE MEDICINE CONSULT*）是梅森教授的力作，是美国整骨医学生必备的学习手册。第二版在原有基础上进行增减，重新拍摄图片，并予以彩色印刷，使本书更为实用。因此，再次引进翻译，以供国内的推拿从业者学习参考。

本书是美国整骨医师的临床常用的案头工具书之一，高度浓缩了整骨医学的精华内容，涵盖了整骨医学常用诊断方法、常见疾病诊疗思路和方法、常用临床检查等重要内容，既有利于系统地学习整骨医学，又便于在临床工作中查阅参考。

在翻译本书时，针对其中的一些问题，我们与梅森教授及时沟通，尽最大可能地做到理解准确，对原著中的不当之处做了必要的修改。希望本书能为推拿医师、康复医师、物理治疗师及相关的从业者提供一定的帮助。

此外，感谢美国北得克萨斯大学终身教授刘浩、苏州睿酷医疗科技有限责任公司为本书出版提供的帮助。

由于受出版时间和学术水平的限制，所译之处如有错误，还请广大同仁与读者批评斧正。

李应志

2020年10月1日于昆明

著者简介

米莉森特·金·舍奈尔（Millicent King Channell）

教学部院长助理

教授，美国罗文整骨医学院整骨医学系

斯特拉福，新泽西州

戴维·C. 梅森（David C. Mason）

沃斯堡整骨和肌骨神经医学、家庭医学及整骨和肌骨神经医学住院医师规培指导教师

美国北德州大学家庭医学和整骨医学院副教授

沃斯堡，得克萨斯州

前　言

在7分钟的临床诊疗过程中完成整骨治疗并不是一件容易的事情。本书旨在给非整骨专业的医疗人士一些指引，使其能够快速找准问题，并利用特殊的临床诊疗程序，在最短的时间内完成疾病的诊治。每个患者都应该进行个体化的评估，并基于病史和体格检查结果制订恰当的诊疗方案。

本书不是一本技术大全，因为这方面已经有好几本优秀的技术大全丛书可供参考。同时值得强调的是，本书也不是"菜谱"式的整骨医学参考书。恰当地使用触诊技巧和整骨检查进行躯体障碍诊断才是正确使用整骨治疗技术的最佳指引。然而，整骨医学生和临床医生多被训练成为需要30~60分钟进行全身评估和治疗的习惯。许多整骨医学生和临床医生难以重点应用整骨疗法解决患者存在的问题，因此就干脆不去选择运用整骨疗法。

有限的诊疗时间是整骨治疗被忽略的重要原因。因此，临床医生要特别关注如何为患者的诊疗过程制订有效的时间框架。这样就能快速决定此次诊疗所需要的大概时间和选择有效的治疗技术，也有利于促进前来复诊的患者接受更全面的整骨治疗和充足的时间安排。本书希望可以帮助医学生和临床医生在有限的时间里完成相关诊疗操作。本书所阐述的一系列潜在躯体障碍区域及建议的治疗方法，有助于读者在熟悉的临床诊疗场景中运用整骨治疗手段。本书不包含其他临床评估和治疗，因为已有其他的快速诊疗手册涉及这方面的内容。本书旨在应用整骨治疗技术作为临床常规诊疗的有益补充和结合。

临床医生善于进行疾病的鉴别诊断，并基于诊断制订诊疗方案，但往往忽视躯体障碍的诊断，因而在治疗方案中忽略整骨治疗。不仅错失治疗的良机，整骨治疗的独特作用也难以体现，增加了医疗费用，也增加了报销的办公流程。本书将时刻提醒使用者正确使用诊断、病史记录、疾病编码和医疗账单。

本书的目的是将整骨治疗技术普及到所有的整骨医生中去，而不仅仅限于整骨专家。我们希望本书能够架起整骨医学的桥梁，为那些难以制订规范整骨治疗方案的整骨医生和整骨医学生提供帮助。

米莉森特·金·舍奈尔

整骨医师，硕士

戴维·C.梅森

整骨医师，美国整骨家庭医生学会会员

致 谢

    非常感谢在本书成书过程中为我们提供帮助的人。感谢整骨医师凯伦·T.斯奈德（Karen T. Snider）帮助完成文献检索；感谢我们的拍照模特，整骨医学二年级在读硕士生德肖恩·李（Desean Lee）；凯拉·彼得罗伦戈（Cara Pietrolungo）；特尔纳瓦·罗伊（Trinava Roy）；布里塔尼·斯诺（Brittany Snow）和艾什顿·惠利（Ashton Whaley）。感谢插图画家鲍勃·迈克布莱德（Bob McBride）用精美的插图使晦涩的概念浅显易懂；感谢史蒂夫·塞德勒（Steve Seidler）和整骨医师米乐尔·维格哈什（Miral Vaghasi）的杰出摄影工作。我们还要感谢为我们提供指导和帮助的良师益友。最重要的是要感谢我们的家人对我们的无私支持，对家人的感激难以用言语表达。

献　词

致：一直支持我们工作的家人、

朋友和同事，

你们的支持是我们在所深爱的专业领域内进步的动力。

致：所有卫生工作者，

希望本书能帮助你进一步便捷地工作。

本书的重要之处

撰写本书的初衷是希望为学过整骨医学理论的同道提供临床参考，本书对整骨医学生的毕业实习训练有很大帮助。两位作者都毕业于整骨医学院校，都完成了整骨家庭医学住院规培，在这个过程中，我们认识到在临床工作中，缺乏明确的关于何时与如何应用整骨疗法的教育。若想把整骨医学的原理和手法结合用于临床，需要有对躯体功能障碍正确诊断并能熟练的应用手法。整骨医学专业的学生在进入临床训练的前2年里，在医学院校里进行了约200小时高强度的理论和实验室学习，其中包括了既定的大纲和约定俗成的教学计划。在毕业实习中，不是所有的这些技术都有机会得到老师的亲自指导练习，如果在实习中没有得到有效的指导，有些整骨医学诊断和治疗技术在将来的训练和实践中就会被忽略。

本书在《五分钟整骨医学手册》第一版的基础上有几处改动，使其更加适用于今天的临床需求。有一些整骨医学院对课程进行了升级调整，更加注重理论联系实际，而这种改变需要有与之相应的训练来配合。美国整骨医师执业资格综合考试2级操作测试指南，也强调整骨医学思维和诊疗手段结合，这种变化也有助于整骨医学的人才培养。研究生医学教育认证委员会正在对医学院研究生的教育制订统一标准，预计于2020年完成，这为突出特色的整骨医学练习和实践提供了更好的机会。整骨医学理念作为一种学科标志，会把整骨医学原理、实践和研究三者统一起来用于住院医师的培训。

谁适合阅读本书

第一年和第二年的医学生

不管你是在整骨医学院里学习理论课、全科基础课还是其他的医学知识，本书不仅能帮助你把相关的基础知识串联起来，还可以清楚明了地指导你应用整骨医学原理来诊断和治疗，把整本书的图片放在一起可有效地复习所学的知识，本书也可作为教学辅导用书，同时也是动手实践过程中可参阅的优秀参考书。

第三年和第四年的医学生

对躯体功能障碍诊断有了一定的把握，并且跃跃欲试着在身体上的各个部位施展一下手法治疗，实际上这个时候离实际应用仍有差距。在具体临床诊断时，该阶段的学生常提出"当患者咳嗽时为什么我应该察看这些部位？"或者"我怎么就把患者诊断为哮喘了？"这些疑问。在已学的解剖学和生理学知识基础上，本书能够强化你的整骨医学思路，引导你顺利通过考试。

正在培训的住院医师及其培训项目

整骨医学思维是由 ACGME 为了适应整骨医学专业培训和研究而提出的新的学科特征。对于在职员工和住院医生，本书能引导他们提供把理论与实践相结合。许多住院医师的指导老师结合他们的培养目标为本书提供了很好的反馈，第二版采纳了他们的建议。

临床工作者

许多临床工作者已经在应用整骨疗法，他们希望本书能给他们提供更加全面的经验参考，同时也有利于进行短时高效复习，把整骨理论与实践相结合，指导他们更好地为患者提供服务。许多患者希望在治疗过程中尽可能减少用药和避免手术干预，他们寻求保守疗法，除非无效才不得不选择药物和手术治疗。这本手册提醒医生针对患者的病情把解剖和生理功能联系起来。在繁忙的工作中，本书有助强化整骨医学基本功，同时帮助减少误诊和误治。

内容的组织架构

基础知识

描述了快速诊断的方法。该部分内容可以帮助你在接诊时向患者说明病情，并使他们更容易理解，同时也能帮助你更好地用整骨医学的思维方式诊疗疾病。

生理功能和相关的躯体功能障碍都与自主神经系统，以及与其相关的解剖结构状态有关。为了让读者明确诊断，该部分内容还回顾了副交感神经和交感神经的解剖知识，也增加了淋巴循环和生物力学相关的解剖知识，这部分内容与患者躯体功能障碍高度相关。但是每个患者都是独特的个体，在发病时，上述强调的解剖区域可能不一定与躯体功能障碍相关。该内容有助于让你集中在最有可能产生躯体功能障碍的地方，去思考功能障碍是否是导致患者出现疾病的主要因素或次要因素。

治疗

在已经明确了诊断之后，这个部分提供的治疗方案有助于你在与疾病关系最密切的部位实施整骨治疗。该书所提供的治疗技术当然不是唯一的技术，长期的临床实践会帮助你在治疗患者时筛选出最有效的治疗措施。最终你会得出一套既适合自己又适合患者的有效治疗技术。

2分钟，5分钟，延伸治疗

医学训练需要时间。如果治疗患者的时间有限，要从书中推荐的2分钟治疗方案中选择。如果你有足够的时间，要按照5分钟的治疗措施，如果可能的话，延伸治疗建议也可以应用到已经明确功能障碍的部位。对于有可能漏诊的地方，在复诊时结合患者的症状和主诉再次评估，并且针对仍然存在的躯体功能障碍重新检查。

目　录

第二部分 结构评估和治疗技术

特殊检查：头部、颈、腰、下肢、髋骨、骶骨和上肢—272

第一部分

诊断

过敏 / 鼻涕倒流

 基础知识

描述

以鼻腔炎症为主、上呼吸道炎症为次要因素引起的过敏性免疫反应。

 生理和相关躯体功能障碍

副交感神经系统

- 兴奋：鼻腔、泪腺、下颌下腺分泌增加
- 面神经（第 VII 对脑神经）、舌咽神经（第 IX 对脑神经）– 颅骨功能障碍
- 迷走神经（第 X 对脑神经）
    - ➤ 寰枕关节（OA，以下同）、寰枢关节（AA，以下同）、第二颈椎（C2，以下同）功能障碍
    - ➤ 枕乳缝和寰枕关节紧张

交感神经系统

- 兴奋：血管紧张并且伴有鼻腔、泪腺、下颌下腺分泌少量增加
- T1~T4（头和颈）功能障碍，头和颈部的交感神经发自上胸椎，神经纤维向上走行形成颈交感神经节后，再由这些神经节发出分支至头颈区

运动

- C3~C5 功能障碍（膈神经至膈肌，肺接近膈，咳嗽时会刺激膈肌）

 其他躯体功能障碍

- 咽鼓管功能障碍
- 颅骨功能障碍
- 淋巴结的淋巴回流受阻：耳前、耳后、下颌、颏下、锁骨上窝处
- 颈前部至胸骨区域内的筋膜紧张，并出现压痛点
- 肋骨功能障碍

治疗

2分钟治疗

- 头——神经刺激：眶上神经（第Ⅴ对脑神经三叉神经第1支）、眶下神经（第Ⅴ对脑神经第2支）、颏神经（第Ⅴ对脑神经第3支）
- 颈椎（OA，AA，C2）：肌筋膜松解术、软组织放松术、协调位放松术、肌肉能量技术
- 头部——鼻根部分离法

5分钟治疗

- 头部——蝶腭神经节刺激
- 头部——Muncie 技术
- 头部——耳周淋巴引流术
- 头部——Galbreath 技术（下颌淋巴引流术）

拓展治疗

- 胸——左侧胸导管，淋巴引流术
- 头——迷走神经：OA 放松术
- 颈——颈部前方：肌筋膜松解术
- 胸——肌肉能量技术、肌筋膜松解术、高速低频技术
- 肋骨功能障碍——肌肉能量技术
- 腹部——膈肌
  - ➤ 拱顶技术
  - ➤ 胸腰结合部——肌肉能量技术、肌筋膜松解术、高速低幅技术
- 腹部/其他/内脏躯体——耳部和（或）鼻窦的Chapman反射点

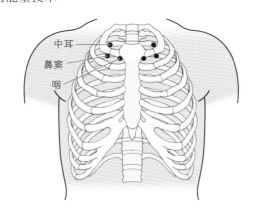

中耳

鼻窦

咽

踝关节扭伤

 基础知识

描述

非生理性的拉伸或扭转导致踝关节韧带或其他软组织撕裂。

 生理和相关躯体功能障碍

副交感神经系统

不适用

交感神经系统

- 兴奋：肌肉血管扩张（胆碱和 β_2 肾上腺素），肌肉血管收缩（α 肾上腺素）
- T10~L2 功能障碍

运动神经系统

- 腓总神经（L4~S2）
  - ➤ 被后移的腓骨头挤压
- 以下部位的压痛和（或）水肿：
  - ➤ 外踝（内翻扭伤），腓浅神经（L4~S2）
  - ➤ 腓骨长肌及肌腱
  - ➤ 腓骨短肌及肌腱
- 内踝（外翻扭伤），胫神经（L4~S3）
  - ➤ 拇长屈肌及肌腱
  - ➤ 趾长屈肌及肌腱
  - ➤ 胫骨后肌及肌腱
- 后踝，胫神经（L4~S3）
  - ➤ 比目鱼肌和肌腱
  - ➤ 腓肠肌和肌腱

其他躯体功能障碍

- 后足受限：跟骨和距骨
- 中足受限：舟骨、楔骨、骰骨
- 前足受限：跖骨
- 腓骨头向后下方移位（内翻损伤）
- 胫骨在距骨上前移

 治疗

 2分钟治疗

- 下肢 —— 相关肌肉软组织用牵拉法放松

5分钟治疗

- 下肢 —— 相关肌肉和肌腱压痛点的摆位放松术
- 下肢 —— 踝关节水肿的淋巴引流：轻抚法
- 下肢 —— 后移的腓骨头：摆位放松术、肌肉能量技术和（或）高速低幅技术

拓展治疗

- 下肢 —— 胫骨在距骨上前移：关节松解技术
- 下肢 —— 足部功能障碍：关节松解技术、韧带张力平衡技术和（或）摆位放松术

焦虑

 基础知识

描述

急慢性的恐惧情绪，经常伴随躯体症状。

 生理和相关躯体功能障碍

副交感神经系统

- 兴奋：心率减慢，胃酸分泌增加、恶心、呕吐、腹泻，膀胱收缩力增加
  - ➤ 迷走神经（第 X 对脑神经），从颈静脉孔穿出（由枕骨和颞骨组成）
  - ➤ OA，AA，C2 功能障碍
  - ➤ 枕乳缝紧张

交感神经系统

- 兴奋：心动过速、对酸的敏感性增加，肠动力减弱/便秘，膀胱收缩力降低
  - ➤ T1~T4（心脏）和（或）T5~L2（胃肠道）功能障碍
  - ➤ 椎前神经节筋膜受限：腹腔神经节、肠系膜上神经节、肠系膜下神经节

运动神经系统

- C2~C7 功能障碍（肩胛提肌、斜角肌、上斜方肌、颈后肌肉）

 其他躯体功能障碍

- 颞颌关节紊乱
  - ➤ 内、外侧翼状肌紧张
- 上交叉综合征
  - ➤ 肩胛提肌、斜角肌、上斜方肌、胸锁乳突肌和胸肌紧张并有扳机点

> ➤ 第1、第2肋骨吸气功能障碍

 治疗

 2分钟治疗

- 上肢 —— 斜方肌直接松解法

 5分钟治疗

- 头部
  - ➤ OA放松法
  - ➤ 枕乳缝功能障碍
  - ➤ V型传导技术
  - ➤ 颞颌关节 —— 翼状肌直接放松法
  - ➤ 颈椎 —— 肌筋膜松解术

 拓展治疗

- 头部 —— 颅骨错位：治疗错位
  - ➤ 拱形掌控
  - ➤ 第四脑室掌控
- 颈部 —— C2~C7：肌筋膜松解术、协调位放松术和（或）高速低幅技术
- 上肢 —— 上交叉相关肌肉：肌筋膜松解术、肌肉能量技术和（或）摆位放松术
- 胸部 —— 肌肉能量技术、肌筋膜松解术和（或）高速低幅技术
- 肋骨 —— 针对第1、第2肋骨吸气功能障碍：肌肉能量技术、肌筋膜松解术
- 腰部 —— 肌肉能量技术、肌筋膜松解术和（或）高速低幅技术
- 腹部/其他/内脏躯体
  - ➤ 神经节受限：肌筋膜松解术
  - ➤ 肠系膜松解术：内脏手法
  - ➤ 在髂胫束上的Chapman反射点及其他需要的胃肠道和心脏相关的反应点

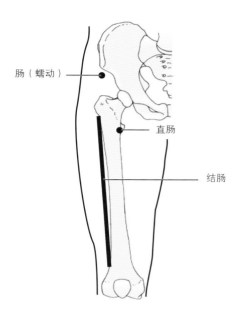

肠（蠕动）

直肠

结肠

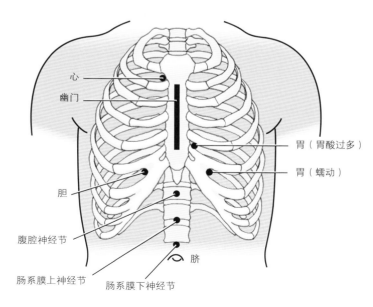

心

幽门

胃（胃酸过多）

胃（蠕动）

胆

腹腔神经节

脐

肠系膜上神经节

肠系膜下神经节

8

关节炎（炎症性）

 基础知识

描述

有多种风湿性的因素都可导致关节炎，正确的诊断是对关节痛患者进行合适治疗的基础。在疾病的诊治过程中及确诊之后，下面的推荐意见将会有所帮助。

 生理和相关躯体功能障碍

副交感神经系统

- 不适用
  - ➤ 内毒素或细胞因子刺激迷走神经的 α 神经元，进一步刺激肾上腺轴和交感神经系统，引起抗炎的糖皮质激素分泌增多。迷走神经可能会通过调节脾巨噬细胞抑制肿瘤坏死因子分泌。

交感神经系统

- 调节交感神经系统功能包括监控和影响免疫内稳态
- 上调：
  - ➤ 通过传出神经纤维，在不同的淋巴器官内刺激儿茶酚胺的产生，抑制 Th1 型免疫应答反应，改变 Th1/Th2 的平衡，促使 Th2 的免疫反应，这是一种体液免疫，能增加体内产生对抗体外细胞物质的免疫反应
  - ➤ 肌肉血管扩张（胆碱和 β_2 肾上腺素），肌肉血管收缩（α 肾上腺素）
- T5~T7 功能障碍：上肢
- L1~S3 功能障碍：下肢

运动神经系统

- C4~T1 功能障碍：上肢
- L1~S3 功能障碍：下肢

其他躯体功能障碍

- 根据风湿的性质，身体任何关节都可能被影响。关节炎可并发滑膜炎、滑囊炎或全身性水肿等情况，这些并发症可以使用淋巴引流技术治疗
- 骶髂关节炎在一些风湿病患者身上也比较常见，所以应该对这类患者的骶骨、髋骨和腰椎进行全面评估，察看是否存在相应的躯体功能障碍。此外，与关节炎无关的代偿或者过度使用综合征的部位也要进行评估

 治疗

注意事项：炎症性关节炎可导致关节不稳、韧带松弛。因此，要避免在上颈段使用高速低幅技术。

2分钟治疗

- 胸部 —— 肌肉能量技术、肌筋膜松解术和（或）高速低幅技术

5分钟治疗

- 头部
  - ➤ 寰枕关节放松
  - ➤ 枕乳缝功能障碍的 V 型传导技术

拓展治疗

- 受累关节的轻抚法淋巴引流
- 受累关节的韧带张力平衡技术
- 主观感受疼痛的关节或检查发现的关节肌筋膜松解术
- 受累关节、肌肉以及肌腱等处压痛点的摆位放松术

关节炎（骨性）

 基础知识

描述

可发生于全身各个关节的非炎症性退行性关节病变，常见于手关节、膝关节、髋关节和脊柱。其特征是关节软骨退变引起关节间隙变窄、关节错位；根据 Wolff 定律出现钙盐沉积，并引发疼痛、关节僵硬、压痛、关节渗出，以及活动时的捻发样骨擦音和关节活动受限。

 生理和相关躯体功能障碍

副交感神经系统

不适用

交感神经系统

- 兴奋：肌肉血管扩张（胆碱和 β_2 肾上腺素），肌肉血管收缩（ α 肾上腺素）
- T5~T7 功能障碍：上肢
- T10~L2 功能障碍：下肢

运动神经系统

- C4~T1 功能障碍：上肢
- L1~S3 功能障碍：下肢

 其他躯体功能障碍

- 任何关节都可能被累及，外伤或过度使用的部位容易发病
- 颈部、胸部、腰部和骶部关节炎可能导致椎间孔或椎管狭窄，引起相应症状
- 手关节（尤其是拇指）、膝关节、髋关节由于重力因素和过度使用，比较容易发生骨性关节炎
- 与关节炎无关的代偿或过用综合征的部位也需进行评估

治疗

注意事项：治疗旨在恢复和保持受损关节的功能，还应通过运动处方、姿势教育、人体工学评估及相关建议等加强对周围关节的预防保健。

2分钟治疗

• 在主诉或查体有异常的部位使用肌筋膜松解术

5分钟治疗

• 在受累关节的压痛点进行摆位放松术

拓展治疗

• 胸部 —— 肌肉能量技术、肌筋膜松解术和（或）高速低幅技术
• 在受累关节上下区域实行肌肉能量技术、肌筋膜松解术和（或）高速低幅技术
• 受累关节的韧带张力平衡技术
• 人体工学评估与建议
• 姿势教育
• 运动处方

哮喘

 基础知识

描述

以气管支气管轻度到重度阻塞为特征的疾病，临床表现以喘息或咳嗽为主要症状。

 生理和相关躯体功能障碍

副交感神经系统
- 兴奋：气道分泌物增加，细支气管痉挛
- 迷走神经
  - ➤ OA，AA，C2，颅骨和颈椎功能障碍
  - ➤ 锁骨功能障碍
  - ➤ 在颈静脉孔处的枕乳缝和寰枕关节紧张

交感神经系统
- 兴奋：气道分泌物减少，细支气管扩张
- T2~T7功能障碍

运动神经系统
- 颈前部C3~C5功能障碍（膈神经，短缩或过度使用）
- 软组织（前斜角肌）功能障碍
- 第1肋功能障碍
- 锁骨功能障碍

 其他躯体功能障碍

- 颅骨拱顶功能障碍
- 前、中斜角肌：第1肋
- 后斜角肌：第2肋
- 胸锁乳突肌：锁骨
- 肋骨呼气或吸气功能障碍

- 膈肌功能障碍或膈肌附着的剑突、下6对肋骨或腰椎（L1~L3）处的功能障碍

 ## 治疗

2分钟治疗

- 颈椎 —— 软组织放松法
- 胸部 —— 软组织放松法、坐位肌肉能量技术

5分钟治疗

- 上肢 —— 胸小肌：摆位放松术、肌筋膜松解术和（或）胸肌牵引（用于淋巴治疗）
- 胸部 —— 高速低幅技术
- 肋骨功能障碍 —— 肌肉能量技术
- 肋骨提升法

拓展治疗

- 头部——第四脑室掌控
- 头部OA松解
- 颈部——C2，C3~C5：肌筋膜松解术、肌肉能量技术和（或）高速低幅技术
- 颈部 —— 斜角肌：摆位放松术和（或）肌肉能量技术
- 腹部膈肌
  - ➤ 膈肌拱顶技术
  - ➤ 腰——软组织放松法、肌肉能量技术和（或）高速低幅技术

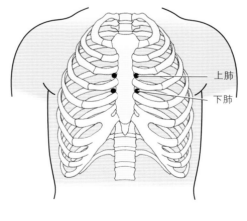

上肺

下肺

肺不张

 基础知识

描述

肺不张是肺整体或部分塌陷或没有充气，以及肺泡塌陷的一种状况。它意味着单个细支气管或多个支气管存在阻塞，这些阻塞可能源于气道中（异物、黏液）、气道壁（肿瘤，通常是鳞状细胞癌），或气道外压迫（肿瘤、淋巴结）。

 生理和相关躯体功能障碍

副交感神经系统
- 兴奋：分泌物增加，相关的细支气管收缩
- 迷走神经
    - OA，AA，C2功能障碍
    - 枕乳缝和寰枕关节紧张

交感神经系统
- 兴奋：分泌物减少，支气管扩张
- T2~T7功能障碍

运动神经系统
- C3~C5功能障碍（支配膈肌的膈神经，短缩或过度使用）；颈椎功能障碍

 其他躯体功能障碍

- 肋骨功能障碍
- 胸腹部膈肌功能障碍

治疗

2分钟治疗

- 胸泵

5分钟治疗

- 肋骨提升
- 胸部——肌筋膜松解术和（或）软组织放松法
- 腹部——膈肌
  - ➤ 膈肌拱顶技术
  - ➤ 胸腰交界——肌肉能量技术、筋膜松解术、软组织放松法、高速低幅技术
  - ➤ 肋软骨缘和剑突——摆位放松术、肌筋膜松解术

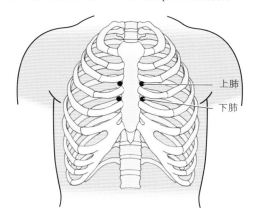拓展治疗

- 肋骨功能障碍——肌肉能量技术
- 颈部——C2、C3~C5：肌筋膜松解术、软组织放松法、肌肉能量技术和（或）协调位放松术
- 头部——迷走神经：寰枕关节松解和（或）V型传导技术
- 腹部和其他内脏躯体反射——肺Chapman反射点

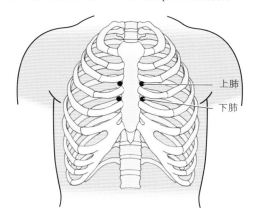

上肺

下肺

贝尔式面瘫

 基础知识

描述

    一种由炎症、创伤或某支面神经（CN VII）卡压引起的单侧面部瘫痪。

 生理和相关躯体功能障碍

副交感神经系统

- 由于支配泪腺和下颌下腺的副交感神经纤维在出茎乳孔前就从面神经分离出来，所以这些腺体功能不会受影响。但神经受刺激可能会反射性引起腺体功能障碍，刺激下颌下腺、舌下腺和泪腺的分泌，也会刺激鼻咽、硬腭和软腭黏膜的分泌
- 面神经（CN VII）
  - ➤ 颅骨功能障碍，尤其是颞骨
  - ➤ 枕乳缝紧张

交感神经系统

- 抑制下颌下腺、舌下腺和泪腺的分泌，同时抑制鼻咽、硬腭和软腭黏膜的分泌
- T1~T4功能障碍

运动

- 面神经（CN VII）：患侧面部表情肌均瘫痪，包括额肌、眼轮匝肌、鼻唇沟部肌肉、唇肌、颊肌、二腹肌后腹和颈阔肌。

 其他躯体功能障碍

- 颞骨功能障碍
- 枕骨功能障碍
- 二腹肌后腹功能障碍
- 颞颌关节：翼内肌、舌肌、舌骨肌等肌肉和筋膜受限

- 胸锁乳突肌紧张（附着于颞骨）
- 其他肌肉附着处的颈椎功能障碍
- 淋巴结的淋巴阻塞：耳前淋巴结、耳后淋巴结、下颌下淋巴结、颏下淋巴结、锁骨上淋巴结

 治疗

2分钟治疗

- 头部——Galbreath 技术（下颌引流）

5分钟治疗

- 头部——颅骨功能障碍（尤其是颞部功能障碍）：拱形掌控/颅骨治疗

拓展治疗

- 头部——OA 松解
- 头部——枕乳缝紧张：V 型传导技术
- 头部——颅骨节律性脉冲降低：第四脑室掌控
- 颈部——协调位放松术、肌肉能量技术、肌筋膜松解术和（或）软组织放松
- 胸部——T1~T4：肌肉能量技术、肌筋膜松解术和（或）高速低幅技术
- 头部——颞颌关节：针对压痛点的直接按压或摆位放松术
- 胸廓入口——肌筋膜松解术
- 腹部——膈肌：膈肌拱顶技术

腕管综合征

 基础知识

描述

　　通常指手部和腕部周围神经性疼痛，并伴腕部远端正中神经分布区感觉异常和肌力减退，由正中神经通过腕管时受压引起。

 生理和相关躯体功能障碍

副交感神经系统

　　不适用

交感神经系统

- 兴奋：肌肉小动脉扩张（类胆碱能和 β_2 肾上腺素），肌肉小动脉收缩（ α 肾上腺素）
- T5~T7功能障碍

运动神经系统

- 正中神经（C5~T1）：腕部远端，支配拇对掌肌、拇短屈肌浅头、第一和第二蚓状肌。皮节型：掌侧面、拇指远端、示指、中指和无名指外侧半个手指
  - ➤ 腕骨移位
  - ➤ 上肢远端水肿

 其他躯体功能障碍

- 屈肌支持带（腕横韧带）受限
- 骨间膜压痛点伴筋膜受限
- 腕骨：月骨和头状骨向前移位
- 前臂屈肌群紧张

注意：排除颈椎神经根病变和胸廓出口综合征。

治疗

2分钟治疗

- 上肢——屈肌支持带：肌筋膜松解术

5分钟治疗

- 上肢——腕骨：韧带张力平衡技术、肌肉能量技术、高速低幅技术
- 胸部——高速低幅技术

拓展治疗

- 颈部——C5~T1：协调位放松术、肌筋膜松解术和（或）高速低幅技术
- 胸部——协调位放松术、肌筋膜松解术和（或）肌肉能量技术
- 上肢——骨间膜韧带张力平衡技术：前臂屈肌、摆位放松术、肌筋膜松解术

颈椎病

 基础知识

描述

一种主要由退行性改变引起的颈椎椎间盘及其周围椎骨结构变化的疾病。

 生理和相关躯体功能障碍

副交感神经系统

不适用

交感神经系统

- 兴奋：肌肉小动脉扩张（类胆碱能和 β_2 肾上腺素），肌肉小动脉收缩（ α 肾上腺素）
- T1~T5功能障碍（头和颈部的交感神经发自上胸椎，神经纤维向上走行形成颈交感神经节后，再由这些神经节发出分支至头颈区）

运动神经系统

- C1~C8躯体功能障碍：神经根、脊柱副神经（CN XI）
- 神经根，脊柱副神经：肩胛提肌、头长肌、颈长肌、斜角肌、夹肌、胸锁乳突肌、头直肌

 其他躯体功能障碍

- OA
- AA,C2~C7
- 斜角肌紧张、压痛、运动受限
- 第1、第2肋吸气功能障碍
- 锁骨功能障碍
- 胸小肌紧张、压痛、运动受限

- 肩胛提肌紧张、压痛、运动受限
- 菱形肌紧张、压痛、运动受限
- 大圆肌、小圆肌、背阔肌压痛和紧张（腋后区域）

 ## 治疗

 ### 2分钟治疗

- 头部——OA 松解
- 颈椎——协调位放松术、肌筋膜松解术和（或）软组织放松法

5分钟治疗

- 第1、第2肋——协调位放松术和（或）肌肉能量技术
- 颈部——肌肉能量技术

拓展治疗

- 胸部——肌肉能量技术、协调位放松术、肌筋膜松解术和（或）软组织放松法
- 上肢——胸小肌：摆位放松术、肌肉能量技术
- 颈部——斜角肌：肌肉能量技术、摆位放松术
- 上肢——肩胛提肌：摆位放松术、肌肉能量技术
- 上肢——菱形肌：摆位放松术、肌肉能量技术
- 上肢——锁骨：肌筋膜松解术、肌肉能量技术
- 上肢——腋后区域压痛点和紧张：摆位放松术

胆囊炎

 基础知识

描述

    胆囊的炎症。

 生理和相关躯体功能障碍

副交感神经系统

- 兴奋：胆囊和胆管收缩
- 迷走神经，由颈静脉孔穿出（由枕骨和颞骨组成）
  - ➤ OA，AA，C2功能障碍
  - ➤ 枕乳缝和寰枕关节紧张

交感神经系统

- 兴奋：胆囊和胆管松弛
- T5~T9躯体功能障碍
- 腹腔神经节筋膜受限

运动神经系统

- C3~C5躯体功能障碍（膈神经，膈肌受刺激引起的功能障碍）

 其他躯体功能障碍

- 膈肌：膈肌粗大运动及膈肌附着处受限
- 肌僵直所致的中、下肋骨功能障碍
- 腹腔神经节筋膜受限
- 胸廓出口：锁骨、第1肋、斜角肌、T1（左侧胸导管筋膜受限）
- 乳糜池：筋膜受限
- 肠系膜筋膜受限

治疗

2分钟治疗

- 胸部——坐位肌肉能量技术

5分钟治疗

- 肋骨提升
- 腹部——肠系膜松解、肌筋膜松解术

拓展治疗

- 头部——迷走神经：OA松解、肌筋膜松解术、翼状肌放松、直接法
- 颈部——C2，C3~C5：肌筋膜松解术、协调位放松术和（或）高速低幅技术
- 胸部——T5~T9：韧带张力平衡技术、肌筋膜松解术和（或）高速低幅技术
- 腹部——乳糜池和胸导管（淋巴引流技术）
- 腹部——膈肌：拱顶技术
- 腹部——肝泵
- 腹部/其他/内脏躯体——胆囊和肝Chapman反射点
- 肋骨功能障碍——肌肉能量技术
- 腹部——膈肌附着点（肋缘，剑突，T12/L1）：韧带张力平衡技术、肌筋膜松解术

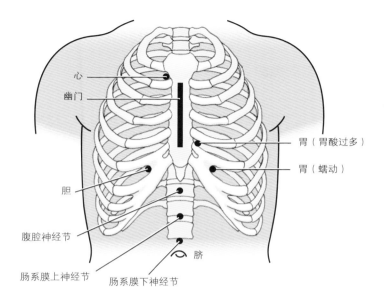

心

幽门

胃（胃酸过多）

胃（蠕动）

胆

腹腔神经节

脐

肠系膜上神经节　　肠系膜下神经节

慢性阻塞性肺病

 基础知识

描述

　　用于描述肺气肿（肺泡间隔破坏）和慢性支气管炎（黏液分泌增加和慢性咳嗽），其特征是使用支气管扩张剂不能完全缓解的通气减少。

 生理和相关躯体功能障碍

副交感神经系统

- 兴奋：分泌物稀薄，细支气管相对收缩
- 迷走神经
  - ➤ OA，AA，C2功能障碍

交感神经系统

- 兴奋：分泌物黏稠，细支气管扩张
  - ➤ T2~T7躯体功能障碍

运动神经系统

- C3~C5躯体功能障碍（膈神经，短缩或过度使用），颈椎功能障碍

 其他躯体功能障碍

- 斜角肌紧张和压痛
- 胸锁乳突肌紧张和压痛
- 胸小肌紧张和压痛
- 前锯肌紧张和压痛
- 吸气型肋骨功能障碍
- 胸廓入口隔膜功能障碍
- 膈肌平坦伴随活动减少

治疗

2 分钟治疗

- 头部 —— 松解 OA
- 颈部 —— 软组织放松或肌筋膜松解术
- 胸部 —— 软组织放松或肌筋膜松解术

5 分钟治疗

- 胸部 —— 肌肉能量技术或高速低幅技术
- 肋骨 —— 肌肉能量技术
- 腹部 —— 膈肌：膈肌拱顶技术

拓展治疗

- 胸腰部 —— 软组织放松、肌筋膜松解术和肌肉能量技术
- 颈部 —— 肌肉能量技术、高速低幅技术或协调位放松术
- 颈部 —— 斜角肌：摆位放松术或肌肉能量技术
- 颈部 —— 胸锁乳突肌：摆位放松术、肌筋膜松解术或肌肉能量技术
- 上肢 —— 胸小肌：摆位放松术或肌肉能量技术
- 胸部 —— 前锯肌：摆位放松术或肌肉能量技术
- 胸廓入口 —— 肌筋膜松解术
- 腹部 / 其他 / 内脏躯体 —— 肺 Chapman 反射点

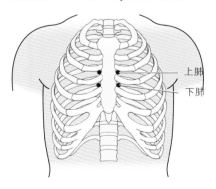

肠绞痛

 基础知识

描述

　　以儿童难以抚慰、睡眠和饮食不安、易激惹为特征，出现肠道过度胀气和其他不适症状。需要注意鉴别诊断和排除其他疾病。

 生理和相关躯体功能障碍

副交感神经系统

- 兴奋：分泌物稀薄，细支气管相对收缩，胃肠蠕动增加
- 面神经（CN VII）
- 迷走神经，由颈静脉孔穿出（由枕骨和颞骨组成）
  - ➤ OA，AA，C2
  - ➤ 枕乳缝紧张

交感神经系统

- 兴奋：分泌物黏稠，细支气管扩张，胃肠蠕动减弱
- T1~L2躯体功能障碍
- 腹腔、肠系膜上、下神经节受限

 其他躯体功能障碍

- 胸腰部功能障碍
- 膈肌及其附着处功能障碍
- 颅骨功能障碍
- 枕骨髁处紧张

治疗

2分钟治疗

- 胸椎和腰椎 —— 肌筋膜松解术
- 头部 —— OA松解

5分钟治疗

- 腹部 —— 膈肌：膈肌拱顶技术
- 骶骨 —— 骶骨松解

拓展治疗

- 颈部 —— 肌筋膜松解术
- 腹部 —— 神经节受限：肌筋膜松解术
- 头部 —— 颅骨功能障碍
  - ➤ 第四脑室掌控
  - ➤ 拱形掌控
- 枕髁松解

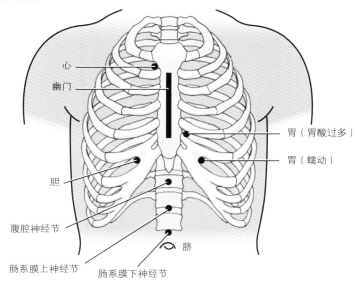

心
幽门
胃（胃酸过多）
胃（蠕动）
胆
腹腔神经节
脐
肠系膜上神经节
肠系膜下神经节

普通感冒

 基础知识

描述

由呼吸系统病毒感染所引起的鼻腔和上呼吸道炎症。

 生理和相关躯体功能障碍

副交感神经系统

- 兴奋：鼻、泪腺和下颌下腺分泌物显著增加
- 面神经（CN VII），舌咽神经（CN IX）：颅骨功能障碍
- 迷走神经（CN X）
  - ➤ OA，AA，C2
  - ➤ 枕乳缝和寰枕关节紧张

交感神经系统

- 兴奋：鼻、泪腺与下颌下腺的血管收缩和少量分泌
- T1~T4躯体功能障碍：头、颈和呼吸系统；胸部功能障碍（头和颈部的交感神经发自上胸椎，神经纤维向上走行形成颈交感神经节后，再由这些神经节发出分支至头颈区）

运动神经系统

- C3~C5躯体功能障碍（膈神经，受邻近肺组织的刺激），颈部功能障碍
- 眼球运动（CN III，CN VII，CN IX，CN X）：颅骨功能障碍

 其他躯体功能障碍

- 咽鼓管功能障碍
- 颅骨功能障碍
- 淋巴结的淋巴阻塞：耳前淋巴结、耳后淋巴结、下颌下淋巴结、颏下淋巴结、锁骨上淋巴结
- 颈部到胸骨前筋膜受限伴疼痛

- 肋骨功能障碍

 治疗

 2分钟治疗

- 头部 —— 耳周淋巴引流技术
- 头部 —— 眶上神经（CN V1）、眶下神经（CN V2）、颏神经（CN V3）：神经刺激
- 头部 —— Galbreath技术（下颌引流）

 5分钟治疗

- 头部 —— 蝶腭神经节刺激
- 头部 —— 颈部（OA，AA，C2）：肌筋膜松解术、软组织放松、协调位放松术或高速低幅技术
- 头部 —— Muncie技术
- 头部 —— 鼻根分离法

 拓展治疗

- 胸部 —— 左胸导管：淋巴引流技术
- 头部 —— 迷走：OA松解
- 颈部 —— 颈前部：肌筋膜松解术
- 腹部/其他 —— 胸骨：摆位放松术、肌筋膜松解术
- 胸部 —— 肌肉能量技术、肌筋膜松解术和（或）高速低幅技术
- 肋骨功能障碍 —— 肌肉能量技术
- 肋骨提升
- 腹部 —— 膈肌
  - ➤ 膈肌拱顶技术
  - ➤ 胸腰结合部 —— 肌肉能量技术、肌筋膜松解术、高速低幅技术
- 腹部/其他/内脏躯体 —— 耳和（或）鼻窦Chapman反射点

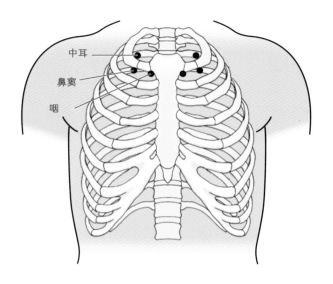

中耳

鼻窦

咽

复杂性区域疼痛综合征（反射性交感神经系统营养不良）

 基础知识

描述

　　由一个或多个肢体交感神经过度兴奋引发的复杂症状和体征，以疼痛、红斑和水肿为特征。常见于患肢创伤后，典型的如肢体挤压损伤，也可见于术后或其他损伤。

 生理和相关躯体功能障碍

副交感神经系统

　　不适用；无法对抗四肢的交感神经兴奋是本病进展的关键

交感神经系统

- 兴奋：肌肉小动脉扩张（胆碱能和 β_2 肾上腺素能）、肌肉小动脉收缩（ α 肾上腺素）
- T5~T7 躯体功能障碍：上肢、胸部功能障碍
- T10~L2 躯体功能障碍：下肢、胸和腰部功能障碍

运动神经系统

- C4~T1 躯体功能障碍：神经根、上肢、颈和胸部功能障碍
- L1~S3 躯体功能障碍：下肢、腰和骶部功能障碍

 其他躯体功能障碍

- 上下肢淋巴水肿和筋膜紧张
- 代偿的减痛步态、非本病直接影响部位的局部过度使用综合征

治疗

2分钟治疗

- 胸部 —— 软组织放松或肌肉能量技术
- 腰部 —— 软组织放松或肌肉能量技术

5分钟治疗

- 颈部 —— 软组织放松、肌肉能量技术、高速低幅技术
- 胸部 —— 协调位放松术、肌筋膜松解术、高速低幅技术
- 腰部 —— 协调位放松术、肌筋膜松解术、高速低幅技术
- 骶骨 —— 肌肉能量技术

拓展治疗

- 上肢 —— 肌筋膜松解术、淋巴引流技术
- 下肢 —— 肌筋膜松解术、淋巴引流技术
- 肋骨提升

充血性心力衰竭

 基础知识

描述

　　一种血液供应无法满足人体代谢需求的心脏泵血功能障碍。

 生理和相关躯体功能障碍

副交感神经系统
- 兴奋：心动过缓
- 迷走神经由颈静脉孔穿出（由枕骨和颞骨组成）
  - ➤ OA，AA，C2躯体功能障碍
  - ➤ 枕乳缝紧张

交感神经系统
- 兴奋：心动过速
- T1~T5躯体功能障碍

运动神经系统
- C3~C5（膈神经，受邻近肺脏的刺激）躯体功能障碍

 其他躯体功能障碍

- 肢体重力性水肿
- 盆底肌躯体功能障碍
- 腘窝躯体功能障碍
- 肋骨功能障碍
- 膈肌平坦
- 斜角肌紧张和压痛
- 胸小肌紧张和压痛

治疗

2分钟治疗

- 肋骨提升

5分钟治疗

- 下肢 —— 足泵

拓展治疗

- 头部 —— 迷走神经：OA松解或V型传导技术
- 头部 —— 颅骨节律性脉冲降低：第四脑室掌控
- 颈部 —— C2，C3~C5：肌筋膜松解术、肌肉能量技术和（或）协调位放松术
- 颈部 —— 斜角肌：摆位放松术或肌肉能量技术
- 胸部 —— 肌筋膜松解术
- 胸部 ——胸廓入口韧带张力平衡技术
- 肋骨功能障碍 —— 肌肉能量技术
- 上肢 —— 轻抚法
- 上肢 —— 胸小肌：摆位放松术或肌筋膜松解术
- 骨盆 —— 盆底肌直接放松法
- 下肢 —— 轻抚法
- 下肢腘窝放松法 —— 肌筋膜松解术、韧带张力平衡技术
- 腹部 —— 膈肌
  - ➤ 膈肌拱顶技术
  - ➤ 胸腰交界处：肌肉能量技术、肌筋膜松解术、高速低幅技术
- 腹部／其他／内脏躯体——心Chapman反射点

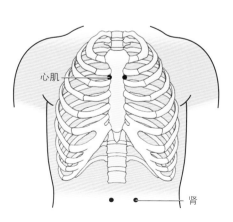

心肌

肾

便秘

 基础知识

描述

不频繁或不完全的肠蠕动。

 生理和相关躯体功能障碍

副交感神经系统

- 兴奋：肠蠕动增加
- 迷走神经
- 迷走神经,由颈静脉孔穿出（由枕骨和颞骨组成）
  - ➤ OA，AA，C2 躯体功能障碍
  - ➤ 枕乳缝紧张
- 盆腔内脏
  - ➤ 骶骨功能障碍
  - ➤ 髋骨功能障碍

交感神经系统

- 兴奋：肠蠕动减弱
- T5~L2 躯体功能障碍
- 肠系膜上、下神经节
  - ➤ 筋膜受限

 其他躯体功能障碍

- 胸腹隔膜功能障碍
- 盆腔隔膜功能障碍

👥 治疗

⏱ 2分钟治疗

- 骶部 —— 骶骨关节松动法
- 腹部 —— 椎前神经节

⏱ 5分钟治疗

- 头部 —— OA松解
- 腹部 —— 结肠刺激

⏱ 拓展治疗

- 颈部 —— AA，C2：协调位放松术或高速低幅技术
- 胸部 —— 肌肉能量技术或高速低幅技术
- 肋骨提升
- 腰部 —— 肌肉能量技术或高速低幅技术
- 骨盆 —— 髋骨肌肉能量技术
- 骨盆 —— 盆底放松：直接法
- 骶骨功能障碍 —— 肌肉能量技术
- 骶骨功能障碍 —— 摇骶法
- 下肢 —— 髂胫束结肠 Chapman反射点
- 腹部 —— 肠系膜提升
- 腹部/其他/内脏躯体 —— 前部Chapman反射点

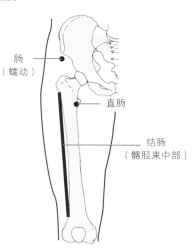

肠
（蠕动）

直肠

结肠
（髂胫束中部）

肋软骨炎

 基础知识

描述

　　发生在胸骨缘或肋软骨交界处的肌肉骨骼系统疼痛。可能是因为炎症，也可能是外伤，包括胸骨切开术。

 生理和相关躯体功能障碍

副交感神经系统

　　不适用

交感神经系统

　　不适用

运动神经系统

　　C3~C5躯体功能障碍（膈神经，短缩或过度使用）

 其他躯体功能障碍

- 肋骨功能障碍
- 胸骨功能障碍
- 锁骨功能障碍
- 斜角肌紧张和压痛
- 胸锁乳突肌紧张和压痛
- 胸小肌紧张和压痛
- 胸大肌紧张和压痛
- 前锯肌紧张和压痛
- 胸廓入口隔膜功能障碍
- 胸腹膈肌功能障碍
- 胸骨缘或肋软骨交界处压痛

治疗

2分钟治疗

- 肋骨 —— 肌肉能量技术

5分钟治疗

- 胸骨 —— 韧带张力平衡技术，肌筋膜松解术
- 胸部 —— 肌肉能量技术或高速低幅技术

拓展治疗

- 颈部 —— 肌筋膜松解术、肌肉能量技术、高速低幅技术或协调位放松术
- 颈部 —— 斜角肌：摆位放松术、肌筋膜松解术或肌肉能量技术
- 颈部 —— 胸锁乳突肌：摆位放松术、肌筋膜松解术或肌肉能量技术
- 胸部 —— 肌筋膜松解术
- 胸部 —— 胸廓入口：韧带张力平衡技术
- 胸腰椎 —— 肌筋膜松解术、肌肉能量技术或高速低幅技术
- 肋骨 —— 韧带张力平衡技术
- 上肢 —— 胸小肌：摆位放松术、肌筋膜松解术或肌肉能量技术
- 上肢 —— 胸大肌：摆位放松术、肌筋膜松解术或肌肉能量技术
- 上肢 —— 前锯肌：摆位放松术、肌筋膜松解术或肌肉能量技术
- 上肢 —— 锁骨：肌肉能量技术
- 腹部隔膜 —— 膈肌拱顶技术

抑郁症

 基础知识

描述

以情绪不稳、兴致低下、食欲和睡眠改变为特点的情绪障碍。常伴有躯体不适和慢性疾病，特别是慢性疼痛。由于5-羟色胺对内脏和中枢神经系统的影响，患者也常出现胃肠道症状。

 生理和相关躯体功能障碍

副交感神经系统

- 兴奋：胃酸分泌增加、胃肠蠕动增加和恶心
- 迷走神经躯体功能障碍
    - OA，AA，C2
- 枕乳缝及寰枕关节紧张
- 盆腔内脏神经
    - S2~S5压痛
    - 骶骨功能障碍

交感神经系统

- T1~S2躯体功能障碍
- 腹腔神经节：筋膜受限
- 肠系膜上神经节：筋膜受限
- 肠系膜下神经节：筋膜受限

 其他躯体功能障碍

- 腹部不适及躯体功能障碍
- 盆腔疼痛及躯体功能障碍
- 姿势不良导致的代偿性改变
- 寻找影响额叶功能的颅骨功能障碍（如：前额压迫，面部骨骼功能障碍）

治疗

2分钟治疗

- 头部 —— OA 松解
- 肋骨提升

5分钟治疗

- 颈部——软组织放松或肌筋膜松解术
- 胸部——软组织放松或肌筋膜松解术
- 腰部——软组织放松或肌筋膜松解术

拓展治疗

- 头部——颅骨功能障碍
  - ➤ 拱形掌控
  - ➤ 第四脑室掌控
- 颈部——肌肉能量技术、肌筋膜松解术和（或）高速低幅技术
- 胸部——肌肉能量技术、肌筋膜松解术和（或）高速低幅技术
- 腰部——肌肉能量技术、肌筋膜松解术和（或）高速低幅技术
- 髋骨——肌肉能量技术
- 骶骨——肌肉能量技术
- 腹部/其他/内脏躯体——位于髂胫束部 Chapman 反射点
- 腹部/其他/内脏躯体——神经节治疗：肌筋膜松解术

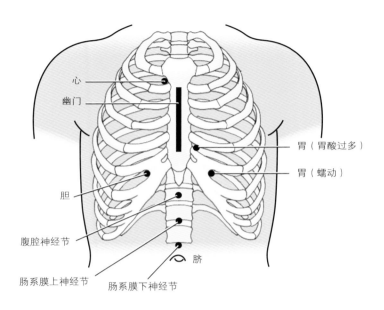

心

幽门

胃（胃酸过多）

胃（蠕动）

胆

腹腔神经节

脐

肠系膜上神经节　肠系膜下神经节

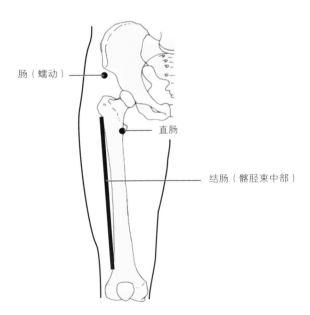

肠（蠕动）

直肠

结肠（髂胫束中部）

腹泻

 基础知识

描述

　　肠蠕动的异常增加，排泄物增多。可能与肠功能紊乱、炎症或传染性疾病有关。

 生理和相关躯体功能障碍

副交感神经系统

- 兴奋：肠蠕动增加
- 迷走神经
  - ➤ OA，AA，C2，颅骨和颈椎躯体功能障碍
  - ➤ 枕乳缝及寰枕关节紧张
- 骨盆内脏神经S2~S4
  - ➤ 骶骨功能障碍

交感神经系统

- 兴奋：肠蠕动减弱
- T5~L2：胸腰椎功能障碍
- 腹腔神经节：筋膜受限
- 肠系膜上神经节：筋膜受限
- 肠系膜下神经节：筋膜受限

 其他躯体功能障碍

- 相关肋骨功能障碍
- 胸腹隔膜功能障碍
- 骨盆隔膜功能障碍

治疗

2分钟治疗

- 胸部 —— 软组织放松或肌筋膜松解术
- 腰部 —— 软组织放松或肌筋膜松解术

5分钟治疗

- 胸部 —— 肌肉能量技术或高速低幅技术
- 腰部 —— 肌肉能量技术或高速低幅技术
- 腹部 —— 椎前神经节松解
- 头部 —— OA松解

拓展治疗

- 头部 —— V型传导技术
- 颈部 —— 协调位放松术和（或）高速低幅技术
- 肋骨 —— 肌肉能量技术或高速低幅技术
- 肋骨提升
- 骶骨 —— 肌肉能量技术
- 髋骨 —— 肌肉能量技术
- 腹部/其他/内脏躯体 —— Chapman反射点

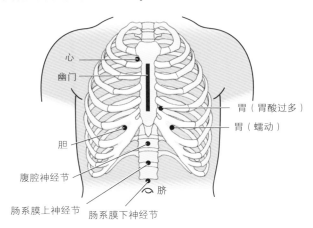

杜普伊特伦挛缩（掌腱膜挛缩）/ 扳机指

 基础知识

描述

无痛的手指屈曲挛缩；手掌上可触摸屈肌肌腱病变与短缩，经常肉眼可见到肌腱挛缩；可能与扳机指有关。

 生理和相关躯体功能障碍

副交感神经系统

不适用

交感神经系统

- 兴奋：肌肉小动脉扩张（类胆碱和 β_2 肾上腺素），肌肉小动脉收缩（ α 肾上腺素）
- T5~T7 躯体功能障碍

运动神经系统

- 正中神经（C8~T1）：指浅屈肌
- 正中神经（C7~C8）：指深屈肌（第二和第三指）
- 尺神经（C7~T1）：指深屈肌（第四和第五指）

 其他躯体功能障碍

- 屈肌支持带（腕横韧带）
- 掌骨躯体功能障碍
- 腕骨躯体功能障碍
- 前臂骨间膜：筋膜受限，肌肉紧张
- 肱骨内上髁炎
- 桡骨头功能障碍

治疗

2分钟治疗

• 上肢——屈肌支持带：肌筋膜松解术

5分钟治疗

• 上肢 —— 骨间膜和前臂屈肌，蚓状肌和手掌肌腱：韧带张力平衡技术和肌筋膜松解术
• 胸部 —— 肌肉能量技术

拓展治疗

• 颈部 —— 协调位放松术、肌筋膜松解术和（或）高速低幅技术
• 胸部 —— 协调位放松术、肌筋膜松解术和（或）高速低幅技术
• 上肢 —— 腕骨：摆位放松术、肌肉能量技术和（或）高速低幅技术
• 上肢 —— 手掌/肘部/前臂治疗：摆位放松术、肌筋膜松解术、肌肉能量技术或高速低幅技术

痛经

 基础知识

描述

月经时疼痛。

 生理和相关躯体功能障碍

副交感神经系统
- 兴奋：子宫血管舒张
- 盆腔内脏神经S2~S4：骶骨扭转

交感神经系统
- 兴奋：子宫血管收缩
- T10~L2：胸和腰功能障碍
- 肠系膜上神经节：筋膜受限
- 肠系膜下神经节：筋膜受限

 其他躯体功能障碍

- 坐骨直肠窝受限
- 盆膈躯体功能障碍合并盆膈肌肉附着处受限
- 髋骨功能障碍
- 膈肌躯体功能障碍合并膈肌附着处受限

 治疗

 2分钟治疗

- 骶骨基底抑按法
- 摇骶法

- 骶骨功能障碍 —— 肌肉能量技术
- 髋骨功能障碍 —— 肌肉能量技术

拓展治疗

- 髋骨 —— 坐骨直肠窝：肌筋膜松解术
- 腹部/其他 —— 膈肌：膈肌拱顶技术
- 胸部 —— 肌肉能量技术、软组织放松、肌筋膜松解术和（或）高速低幅技术
- 腰部 —— 肌肉能量技术、软组织放松、肌筋膜松解术和（或）高速低幅技术
- 腹部/其他 —— 神经节受限：肌筋膜松解术
- 腹部/其他/内脏躯体 —— 卵巢和子宫 Chapman 反射点

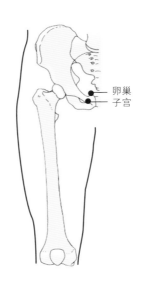

卵巢
子宫

性交疼痛 / 骨盆痛

 基础知识

描述

性交时骨盆疼痛。躯体症状通常伴有紧张、焦虑或其他情绪障碍。躯体功能障碍可能与创伤、分娩和手术有关。可能并发妇科疾病（如子宫内膜异位症）和胃肠道疾病（如肠易激综合征、肠道炎症性疾病）。

 生理和相关躯体功能障碍

副交感神经系统
- 兴奋：子宫血管舒张
- 盆腔内脏神经S4：骶骨功能障碍

交感神经系统
- 兴奋：子宫血管收缩
- T10~L2：胸和腰躯体功能障碍
- 肠系膜上神经节：筋膜受限
- 肠系膜下神经节：筋膜受限

运动神经系统
- 骶骨功能障碍（S2~S4：阴部神经支配盆底肌）

 其他躯体功能障碍

- 盆膈躯体功能障碍合并盆膈肌肉附着处受限
- 髋骨功能障碍
- 膈肌躯体功能障碍合并膈肌附着处受限
- 腹部躯体功能障碍，包括肠系膜下神经节

治疗

2分钟治疗

- 腰椎功能障碍 —— 肌肉能量技术
- 髋骨功能障碍 —— 肌肉能量技术
- 骶骨功能障碍 —— 肌肉能量技术

5分钟治疗

- 胸腹横隔膜 —— 膈肌拱顶
- 髋骨 —— 坐骨直肠窝：肌筋膜松解术

拓展治疗

- 摇骶法
- 胸部 —— 肌肉能量技术、软组织放松、肌筋膜松解术和（或）高速低幅技术
- 腰部 —— 软组织放松，肌筋膜松解术和（或）高速低幅技术
- 腹部/其他 —— 神经节受限：肌筋膜松解术
- 腹部/其他/内脏躯体 —— 反映胃肠道或盆腔脏器功能异常的，Chapman 反射点

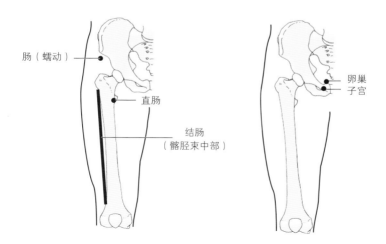

吞咽困难

 基础知识

描述

吞咽时困难，并常伴有疼痛。

 生理和相关躯体功能障碍

副交感神经系统

- 兴奋：肠蠕动加快
- 迷走神经（CN X），由颈静脉孔穿出（由枕骨和颞骨组成）
  - ➢ OA，AA，C2躯体功能障碍
  - ➢ 枕乳缝及寰枕关节紧张

交感神经系统

- 兴奋：肠蠕动减慢
- 以下部位躯体功能障碍
  - ➢ T1~T4：头和颈部
  - ➢ T5~T10：胃肠道上部
  - ➢ 腹腔神经节：筋膜受限

运动神经系统

- C3~C5（膈神经）躯体功能障碍
- 舌下神经（CN XII）
  - ➢ OA，AA，C2躯体功能障碍
- 副神经（CN XI）（支配斜方肌），由颈静脉孔穿出（由枕骨和颞骨组成）
  - ➢ 枕乳缝紧张

 其他躯体功能障碍

- 颈前筋膜受限
- 肩胛骨受限影响肩胛舌骨肌功能

- 膈肌及其附着处活动受限

 治疗

2分钟治疗

- 头部——迷走神经：OA松解
- 颈部——颈前部：肌筋膜松解术

5分钟治疗

- 颈部——肌肉能量技术、肌筋膜松解术、协调位放松术和（或）高速低幅技术
- 胸部——肌筋膜松解术和（或）高速低幅技术

拓展治疗

- 头部——颅骨错缝：拱形掌控
- 上肢——肩胛骨松解、肌筋膜松解术、韧带张力平衡技术
- 腹部/其他——腹腔神经节：肌筋膜松解术
- 腹部/其他——膈肌附着处（肋缘、T12~L1、剑突）：肌筋膜松解术
- 腹部/其他——膈肌拱顶技术
- 腹部/其他/内脏——胃部Chapman反射点

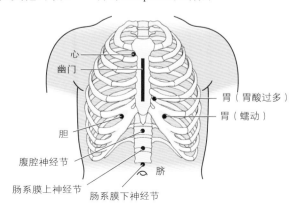

呕吐

 基础知识

描述

呕吐是疾病的一种伴随症状，可能与胃肠炎、妊娠、胃食管反流病、胆囊炎、眩晕及其他疾病相关。

 生理和相关躯体功能障碍

副交感神经系统
- 兴奋：肠蠕动加快
- 迷走神经
  - ➤ 迷走神经由颈静脉孔穿出（由枕骨和颞骨组成）
  - ➤ OA，AA，C2 躯体功能障碍
  - ➤ 枕乳缝紧张

交感神经系统
- 兴奋：肠蠕动减慢
- T5~T9 躯体功能障碍
- 腹腔神经节受限

运动神经系统
- C3~C5（膈神经，受临近胃的刺激）

 其他躯体功能障碍

- 其他颅骨功能障碍
- 膈肌及其附着处活动受限
- 其他胃肠道的 Chapman 反射点

![治疗图标] **治疗**

![2分钟治疗图标] 2分钟治疗

- 头部 —— 迷走神经：OA松解、肌筋膜松解术
- 腹部/其他/内脏 —— 胃和食道Chapman反射点

![5分钟治疗图标] 5分钟治疗

- 胸部 —— 肌肉能量技术
- 腹腔/其他 —— 腹腔神经节：肌筋膜松解术

![拓展治疗图标] 拓展治疗

- 颈部 —— C2；C3~C5：肌筋膜松解术、协调位放松术和（或）高速低幅技术
- 胸部 —— T5~T9：肌筋膜松解术和（或）高速低幅技术
- 腹部/其他 —— 膈肌附着处（肋缘、T12~L1、剑突）：肌筋膜松解术
- 腹部/其他 —— 膈肌：膈肌拱顶技术

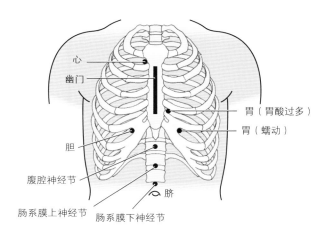

勃起功能障碍

 基础知识

描述

　　通常指性生活过程中阴茎勃起不坚的一种功能障碍。

 生理和相关躯体功能障碍

副交感神经系统

- 兴奋：血管扩张，充血勃起
- 盆腔内脏神经
- S2~S4：骶骨功能障碍

交感神经系统

- 兴奋：血管收缩，射精
- T11~L2：胸和腰功能障碍

 其他躯体功能障碍

- 坐骨直肠窝处肌张力增加和活动受限
- 髋骨功能障碍
- 盆膈躯体功能障碍合并盆膈肌肉附着处受限
- 膈肌低平，及其附着处活动受限

治疗

2分钟治疗

- 腰部 —— 肌筋膜松解术
- 摇骶法

5分钟治疗

- 骶骨功能障碍 —— 肌肉能量技术
- 髋骨功能障碍 —— 肌肉能量技术

拓展治疗

- 胸部 —— 肌肉能量技术、软组织放松、肌筋膜松解术和（或）高速低幅技术
- 腰部 —— 肌肉能量技术、软组织放松、肌筋膜松解术和（或）高速低幅技术
- 髋骨 —— 坐骨直肠窝：肌筋膜松解术
- 腹部／其他／内脏 —— 前列腺Chapman反射点

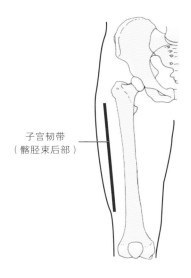

子宫韧带
（髂胫束后部）

纤维肌痛症

 基础知识

描述

最初以慢性、弥漫性疼痛为主要症状，其他一系列症状一般包括中至重度的疲劳、睡眠紊乱、认知功能问题、肠易激综合征、夜间磨牙症、头痛和偏头痛、焦虑和抑郁，以及对外界环境敏感等。

 生理和相关躯体功能障碍

副交感神经系统

- 兴奋：心动过缓、胃酸分泌增加、肠蠕动加快、恶心、呕吐、腹泻
- 迷走神经
  - ➤ 迷走神经（CN X）由颈静脉孔穿出（由枕骨和颞骨组成）
  - ➤ OA，AA，C2躯体功能障碍
  - ➤ 枕乳缝紧张

交感神经系统

- 兴奋：心动过速、便秘、对酸的敏感性增加、肠蠕动减慢
- T1~T4或者T5~L2躯体功能障碍
- 椎前交感神经节
  - ➤ 腹腔神经节：筋膜受限
  - ➤ 肠系膜上神经节：筋膜受限
  - ➤ 肠系膜下神经节：筋膜受限

运动神经系统

- C2~C8躯体功能障碍（肩胛提肌、斜角肌，刺激与焦虑/压力有关）

 其他躯体功能障碍

- 颅骨功能障碍
- 常见的筋膜受限
- 颞颌关节功能障碍：翼内、外肌紧张

- 扳机点和以下肌肉紧张：斜方肌上缘部，肩胛提肌，胸锁乳突肌，胸大、小肌

 治疗

2分钟治疗

- 头部 —— OA松解、肌筋膜松解术

5分钟治疗

- 颈部 —— 协调位放松术

拓展治疗

- 头部 —— 颅骨错缝模式
  - ➤ 拱形掌控
  - ➤ 第四脑室掌控
- 颈部 —— 摆位放松术、协调位放松术和（或）肌筋膜松解术
- 胸部 —— 摆位放松术、协调位放松术和（或）肌筋膜松解术
- 腰部 —— 摆位放松术、协调位放松术和（或）肌筋膜松解术
- 节段性疼痛，使用逐节抑按技术
- 腹部/其他/内脏躯体 —— 髂胫束上的Chapman反射点
- 腹部/其他/内脏躯体 —— 神经节受限：肌筋膜松解术
- 下肢 —— 摆位放松术、协调位放松术和（或）肌筋膜松解术
- 上肢 —— 摆位放松术、协调位放松术和（或）肌筋膜松解术

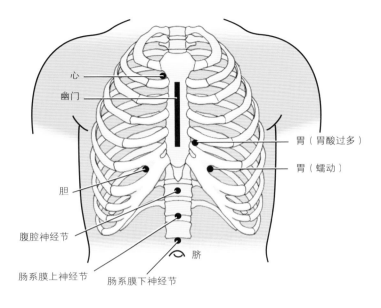

心

幽门

胃（胃酸过多）

胃（蠕动）

胆

腹腔神经节

脐

肠系膜上神经节　　肠系膜下神经节

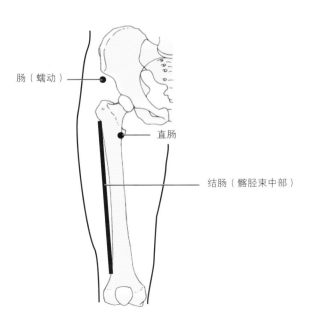

肠（蠕动）

直肠

结肠（髂胫束中部）

冻结肩

 基础知识

描述

因肩袖慢性炎症或外伤疤痕组织造成的肩部疼痛及关节活动受限，也被认为关节囊粘连。

 生理和相关躯体功能障碍

副交感神经系统

不适用

交感神经系统

- 兴奋：肌肉小血管扩张（胆碱能和 β_2 肾上腺素），肌肉小血管收缩（α 肾上腺素）
- T1~T5 躯体功能障碍

运动神经系统

基本活动	肌肉	神经支配
屈曲	三角肌(前部) 胸大肌	腋神经（C5~C6） 胸内外侧神经；锁骨头（C5 和 C6），胸肋头（C7、C8 和 T1）
后伸	三角肌(后部) 背阔肌 大圆肌	腋神经 C5~C6 胸背（胸长）神经 C6~C8 下肩胛下神经 C5~C6
外展	三角肌(中部) 冈上肌	腋神经（C5~C6） 肩胛上神经 C5~C6
内收	胸大肌(下部) 背阔肌 大圆肌	胸内侧神经；锁骨头（C5 和 C6），胸肋头（C7、C8 和 T1） 胸背（胸长）神经 C6~C8 下肩胛下神经 C5~C6
内旋	胸大肌 肩胛下肌 背阔肌 大圆肌	胸内外侧神经；锁骨头（C5 和 C6），胸肋头（C7、C8 和 T1） 上和下肩胛下神经 C5~C6 胸背（胸长）神经 C6~C8 下肩胛下神经 C5~C6
外旋	冈下肌 小圆肌	肩胛上神经 C5~C6 腋神经（C5~C6）

其他躯体功能障碍

- 锁骨
- 肩胛提肌紧张、压痛及运动受限
- 第1~第9肋
- 斜方肌紧张、压痛及运动受限
- 大、小菱形肌紧张和与之伴行的C7~T5紧张
- 胸小肌紧张、压痛及运动受限
- 肱骨内上髁及外上髁压痛

 特殊检查

- Apley试验
- 落臂试验
- Neer试验
- Speed试验
- Yergason试验
- Apprehension试验
- Adson试验
- Military Posture试验
- Wright试验

 治疗

 2分钟治疗

- 上肢 —— Spencer技术

 5分钟治疗

- 斜方肌 —— 直接放松法（斜方肌放松）
- 胸部 —— 肌肉能量技术

- 颈部 —— 协调位放松术、肌筋膜松解术和（或）高速低幅技术
- 胸部 —— 协调位放松术、肌筋膜松解术和（或）高速低幅技术
- 第1~第2肋 —— 协调位放松术、肌肉能量技术
- 上肢肌肉 —— 摆位放松术、肌肉能量技术
- 上肢 —— 肱骨内上髁和外上髁：摆位放松术
- 上肢 —— 锁骨：韧带平衡技术、关节松动技术、肌肉能量技术

胃炎 / 胃食管反流病 / 消化不良

 基础知识

描述

胃部炎症。

 生理和相关躯体功能障碍

副交感神经系统

• 兴奋：胃酸产生及胃蠕动增加
  ➤ 迷走神经（CN X）由颈静脉孔穿出（由枕骨和颞骨组成）
  ➤ OA，AA，C2
  ➤ 枕乳缝紧张

交感神经系统

• 兴奋：胃酸产生及胃蠕动减少
• T5~T10躯体功能障碍
• 椎间神经节：腹腔神经节、肠系膜上神经节受限

运动神经系统

• C3~C5躯体功能障碍（膈神经，受邻近膈肌的刺激）

 其他躯体功能障碍

• 翼状肌紧张
• 胸廓出口（躯体功能障碍）：锁骨、第1肋、斜角肌、T1（左侧胸导管受限）
• 膈肌及其附着部位受限
• 肠系膜受限
• 乳糜池：筋膜受限

治疗

 2分钟治疗

- 腹部/其他/内脏躯体 —— 腹腔神经节和肠系膜上神经节：肌筋膜松解术

5分钟治疗

- 胸部 —— 坐位肌肉能量技术
- 腹部/其他/内脏躯体 —— 胃部Chapman反射点
  - ➤ 左侧第5~第6肋间隙接近胸骨处

拓展治疗

- 头部 —— 迷走神经：OA松解、枕乳缝V型传导技术、翼状肌直接放松术（辅助OA放松）
- 颈椎 —— C2，C3~C5：肌筋膜松解术、协调位放松术和（或）高速低幅技术
- 胸部 —— 肌筋膜松解术和（或）高速低幅技术
- 腹部/其他/内脏躯体 —— 左侧胸导管：淋巴引流术
- 腹部/其他/内脏躯体 —— 乳糜池、筋膜：淋巴引流术
- 腹部/其他/内脏躯体 —— 膈肌
  - ➤ 膈肌拱顶技术
  - ➤ 胸腰结合处——肌肉能量技术，肌筋膜松解术或高速低幅技术
- 腹部/其他 —— 肠系膜松解术

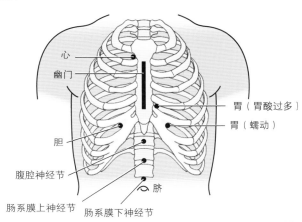

头痛

 基础知识

描述

位于头顶部的疼痛，有时也放射到眼部或上颈段后部。

 生理和相关躯体功能障碍

副交感神经系统

- 兴奋：瞳孔收缩，鼻腔、泪腺及下颌下腺分泌物明显增加
- 面神经（CN VII），舌咽神经（CN IX）：颅骨功能障碍
- 迷走神经（CN X）由颈静脉孔穿出（由枕骨和颞骨组成）
  - ➤ OA，AA，C2躯体功能障碍
  - ➤ 枕乳缝紧张

交感神经系统

- 兴奋：血管收缩，鼻腔、泪腺及下颌下腺的分泌物减少，骨骼肌血流增加
- T1~T5躯体功能障碍

运动神经系统

- C2~C7躯体功能障碍（肩胛提肌，斜角肌；焦虑和紧张引起的刺激）
- 副神经（CN XI）（支配斜方肌）由颈静脉孔穿出（由枕骨和颞骨组成）
  - ➤ 枕乳缝紧张

 其他躯体功能障碍

- 静脉窦受限
- 任何颅骨或面颅骨躯体功能障碍
- 任何颈椎功能障碍
- 颞颌关节功能障碍：翼内肌、二腹肌后部、舌肌和舌骨肌肌肉及筋膜受限

- 扳机点：
  - ➤ 斜方肌紧张和压痛
  - ➤ 头后大、小直肌
  - ➤ 肩胛提肌紧张和压痛
  - ➤ 胸锁乳突紧张和压痛

中耳
鼻窦
咽

 治疗

 2分钟治疗

- 头部 —— 迷走神经：OA 松解
- 颈部 —— 协调位放松术

5分钟治疗

- 颈部 —— 肌筋膜松解术和（或）高速低幅技术
- 胸部 —— 坐位肌肉能量技术

 拓展治疗

- 头部 —— 颅骨节律性脉冲：第四脑室掌控
- 头部 —— 颅骨节律性脉冲：拱形掌控
- 头部 —— 渐进性抑按技术
- 头部 —— 颞颌关节：对翼内肌和（或）二腹肌后部直接抑按
- 头部 —— 头直肌直接放松法
- 颈部 —— 颈前和后侧：肌筋膜松解术
- 颈部 —— 渐进性抑按技术
- 胸部 —— 肌筋膜松解术和（或）高速低幅技术
- 上肢 —— 斜方肌直接放松法，肌肉能量技术
- 上肢 —— 肩胛提肌肌肉能量技术
- 腹部/其他/内脏躯体 —— 任何头部相关疾病（如：鼻窦炎、中耳炎）Chapman 反射点

呃逆

 基础知识

描述

又称打嗝，是胸腹部的膈肌痉挛。膈肌的刺激因素来自呼吸系统、消化系统与心血管系统等。

 生理和相关躯体功能障碍

副交感神经系统

不适用，除非有其他器官共同发病

交感神经系统

不适用，除非有其他器官共同发病

运动神经系统

- C3~C5（膈神经）：颈椎功能障碍

 其他躯体功能障碍

- 胸腹部膈肌
- 前斜角肌
- 上腰部功能障碍（膈肌附着处）
- 肋骨功能障碍

 治疗

 2分钟治疗

- 颈部 —— 抑按前斜角肌（膈神经）
- 颈部 —— 软组织放松、肌筋膜松解术、协调位放松术和（或）高速低幅技术

- 颈部 —— 斜角肌：摆位放松术和（或）肌肉能量技术
- 腹部/其他 —— 膈肌：拱顶技术

拓展治疗

- 腰部 —— 软组织放松、肌筋膜松解术、肌肉能量技术和（或）高速低幅技术
- 肋骨功能障碍 —— 肌肉能量技术

高血压

 基础知识

描述

    持续的血压增高，可能是潜在心脏或肾脏疾病的一种症状，更多情况下是原发性的（原发性高血压）。医生需要对心脏、肾脏以及自主神经系统进行检查，以做出正确的治疗选择。

 生理和相关躯体功能障碍

副交感神经系统

- 兴奋：心动过缓
- 迷走神经（CN X）由颈静脉孔穿出（由枕骨和颞骨组成）
  - ➢ OA，AA，C2
  - ➢ 枕乳缝紧张

交感神经系统

- 兴奋：心动过速、血管痉挛
- 躯体功能障碍
  - ➢ T1~T5 功能障碍影响心脏的功能
  - ➢ T10~T11 功能障碍影响肾脏的功能
- 肠系膜下神经节：肾脏/肾上腺

 其他躯体功能障碍

- 任何隔膜受限引发淋巴循环受限造成水肿

治疗

🕐 2分钟治疗

- 头部 —— 迷走神经：OA松解和（或）V型传导技术
- 肋骨提升

🕐 5分钟治疗

- 胸部 —— 肌筋膜松解术、肌肉能量技术和（或）高速低幅技术

🕐 拓展治疗

- 胸部 —— 胸泵技术
- 上肢、下肢 —— 轻抚法治疗淋巴回流受阻
- 腹部/其他/内脏躯体 —— 心脏和肾脏Chapman反射点
- 腹部/其他 —— 肠系膜下神经节松解
- 腹部/其他 —— 膈肌的韧带平衡技术和（或）肌肉能量技术

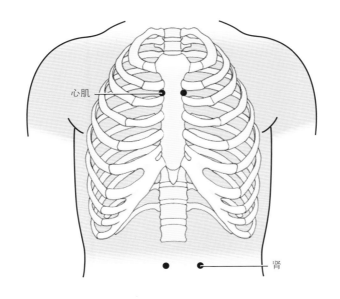

肠梗阻

 基础知识

描述

因肠内容物不能向下蠕动，导致肠部发生阻塞的一种疾病，尤其指由于肠蠕动减慢引起的功能障碍。

 生理和相关躯体功能障碍

副交感神经系统

- 兴奋：肠腔收缩，括约肌松弛，分泌物增加，肠蠕动加快
- 迷走神经（CN X）由颈静脉孔穿出（由枕骨和颞骨组成）
    - ➤ OA，AA，C2 躯体功能障碍
    - ➤ 枕乳缝紧张
    - ➤ 盆腔内脏神经：S2~S4
- 骶髂关节功能障碍/骶骨扭转

交感神经系统

- 兴奋：肠腔松弛，括约肌收缩，分泌物减少，肠蠕动减慢
- T10~L4 躯体功能障碍
- 椎前神经节受限
    - ➤ 腹腔神经节：筋膜受限
    - ➤ 肠系膜下神经节：筋膜受限
    - ➤ 肠系膜上神经节：筋膜受限

 其他躯体功能障碍

- 肠系膜受限
- 膈肌及附着处受限
- 乳糜池：筋膜抑制
- 左侧胸导管受限

治疗

2分钟治疗

- 肋骨提升

5分钟治疗

- 骶部 —— 摇骶法
- 腹部/其他
  - ➤ 肠系膜上神经节：肌筋膜松解术
  - ➤ 肠系膜松解：促进肠道淋巴回流的相关技术

拓展治疗

- 头部 —— 迷走神经：OA松解、枕乳缝 V 型传导技术
- 颈部 —— 肌筋膜松解术、协调位放松术和（或）高速低幅技术
- 胸部 —— 肌筋膜松解术和（或）肌肉能量技术
- 腹部/其他 —— 左侧胸导管：淋巴引流技术
- 腹部/其他 —— 乳糜池：筋膜/淋巴引流技术
- 腹部/其他 —— 膈肌
  - ➤ 拱顶技术
  - ➤ 胸腰结合处 —— 肌肉能量技术、肌筋膜松解术、高速低幅技术
- 腹部/其他/内脏躯体 —— 小肠、结肠及直肠 Chapman 反射点
- 腹部/其他/内脏躯体 —— 结肠刺激
- 下肢 —— 足泵

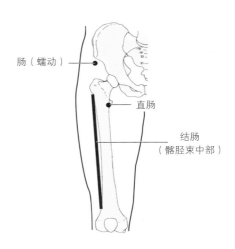

肠（蠕动）

直肠

结肠
（髂胫束中部）

肠炎（克罗恩病或溃疡性结肠炎）

 基础知识

描述

　　以腹痛、发热、腹胀、腹部痉挛及血性腹泻为特点的一种胃肠系统疾病，常伴有反复的腰痛。躯体功能障碍可能提示患有肠炎，也可能是肠炎发作的诱因。

 生理和相关躯体功能障碍

副交感神经系统
- 兴奋：肠蠕动增加
- 迷走神经（CN X）由颈静脉孔穿出（由枕骨和颞骨组成）
  - ➤ OA，AA，C2躯体功能障碍
  - ➤ 枕乳缝紧张
- 盆腔内脏神经：S2~S4
  - ➤ 骶髂关节功能障碍/骶骨扭转

交感神经系统
- 兴奋：肠蠕动减少
- T5~L2躯体功能障碍
- 腹部筋膜受限
- 腹腔椎前神经节：筋膜受限
  - ➤ 肠系膜上神经节：筋膜受限
  - ➤ 肠系膜下神经节：筋膜受限

 其他躯体功能障碍

- 肋骨功能障碍
- 膈肌功能障碍
- 盆底隔膜功能障碍
- 髋骨功能受限

治疗

2分钟治疗

- 胸部 —— 肌筋膜松解术
- 腰部 —— 肌筋膜松解术

5分钟治疗

- 头部 —— OA松解
- 胸部 —— 肌肉能量技术或高速低幅技术
- 腰部 —— 肌肉能量技术或高速低幅技术

拓展治疗

- 头部 —— V型传导技术
- 颈部 —— AA、C2、协调位放松术和（或）高速低幅技术
- 肋骨提升
- 腹部 —— 椎前神经节松解
- 腹部/其他/内脏躯体 —— Chapman反射点
- 腹部/其他/内脏躯体 —— 肠系膜放松
- 髋骨 —— 肌肉能量技术
- 髋骨 —— 盆底肌直接放松法
- 骶骨 —— 肌肉能量技术
- 骶部 —— 骶前筋膜放松术

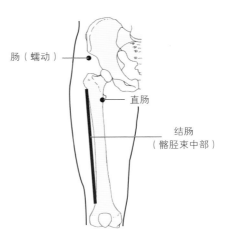

肠（蠕动）

直肠

结肠
（髂胫束中部）

流行性感冒

 基础知识

描述

由正粘流感病毒 A 型或 B 型感染引起的急性、自限性疾病，引起鼻黏膜、咽部、上呼吸道炎症，并导致发热和严重的肌肉疼痛。

 生理和相关躯体功能障碍

副交感神经系统

- 兴奋：鼻腔、泪腺及下颌下腺分泌物增加
  - 面神经（CN VII），舌咽神经（CN IX）：颅骨功能障碍
  - 分泌物大量增加，相关的支气管收缩
  - 迷走神经（CN X）由颈静脉孔穿出（由枕骨和颞骨组成）
    - OA，AA，C2 躯体功能障碍
    - 枕乳缝紧张
  - 血管扩张，头面部疼痛减轻
  - 蝶腭神经节

交感神经系统

- 兴奋
  - 血管收缩，鼻腔、泪腺及下颌下腺分泌物减少；骨骼肌血流增加
  - 分泌物减少，气管扩张
- T1~T7 躯体功能障碍

运动神经系统

- C3~C5 躯体功能障碍（膈神经，短缩或过度使用）

 其他躯体功能障碍

- 颅骨功能障碍和面颅骨功能障碍
- 颈部到胸骨的前侧筋膜受限、压痛

- 斜角肌：肌紧张伴压痛
- 胸锁乳突肌：肌紧张伴压痛
- 肋骨吸气或呼气功能障碍
- 前锯肌受限
- 膈肌躯体功能障碍
- 胸腰结合部功能障碍（膈肌附着处）

 ## 治疗

 ### 2分钟治疗
- 肋骨提升

 ### 5分钟治疗
- 胸部 —— 肌肉能量技术和（或）高速低幅技术

拓展治疗
- 头部 —— 颅骨节律减少：第四脑室掌控技术、颅骨错缝的整骨治疗
- 头部 —— 迷走神经：寰枕关节放松
- 头部 —— 蝶腭神经节刺激
- 颈椎C2，C3~C5：肌筋膜松解术、协调位放松术和（或）高速低幅技术
- 颈椎 —— 斜角肌：摆位放松术和（或）肌肉能量技术
- 颈部 —— 颈前部：肌筋膜松解术
- 胸部 —— 肌筋膜松解术
- 胸部泵压法 —— 淋巴引流
- 胸腰结合部：肌肉能量技术、肌筋膜松解术、高速低幅技术
- 肋骨功能障碍 —— 肌肉能量技术
- 上肢—胸小肌，前锯肌：摆位放松术、肌筋膜松解术和（或）胸小肌牵拉（促淋巴回流）
- 头部 —— 蝶腭神经节刺激

- 腹部 —— 膈肌拱顶技术
- 腹部/其他/内脏躯体 —— 肺 Chapman 反射点
- 腹部/其他/内脏躯体 —— 足部泵压技术

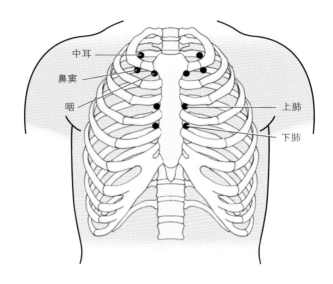

中耳
鼻窦
咽
上肺
下肺

肠易激综合征

 基础知识

描述

以腹痛、腹胀、腹绞痛，或交替腹泻和便秘为特征的消化系统疾病，常伴随焦虑、抑郁、压力增加等精神状态。

 生理和相关躯体功能障碍

副交感神经系统

- 兴奋：心率减慢，肠蠕动增加，恶心，呕吐
- 迷走神经（CN X）由颈静脉孔穿出（由枕骨和颞骨组成）
  - ➤ OA，AA，C2 躯体功能障碍
  - ➤ 枕乳缝紧张
- 盆腔内脏神经：S2~S4
  - ➤ 骶骨和髋骨的功能障碍

交感神经系统

- 兴奋：心率加快，对胃酸敏感度增加，肠蠕动减少/便秘
- 躯体功能障碍
  - ➤ T1~T4（心脏的）和（或）T5~L2（胃肠的）蠕动减少
- 椎前神经节：筋膜受限
  - ➤ 腹腔神经节：筋膜受限
  - ➤ 肠系膜上神经节：筋膜受限
  - ➤ 肠系膜下神经节：筋膜受限

 其他躯体功能障碍

- 肋骨功能障碍
- 膈肌躯体功能障碍
- 腹部筋膜受限
- 盆膈躯体功能障碍

治疗

2 分钟治疗

- 胸部 —— 肌肉能量技术
- 腰部 —— 肌肉能量技术

5 分钟治疗

- 头部 —— OA 松解
- 腹部 / 其他 —— 椎前神经节松解

拓展治疗

- 头部 —— 松解紧张的翼内、外肌
- 头部 —— V 型传导技术
- 颈部 —— 协调位放松术和（或）高速低幅技术
- 胸部 —— 肌筋膜松解术和（或）高速低幅技术
- 肋骨提升
- 上肢 —— 斜方肌、肩胛提肌以及胸肌内扳机点治疗
- 腰部 —— 肌筋膜松解术和（或）高速低幅技术
- 摇骶法
- 骶骨 —— 肌肉能量技术
- 髋骨 —— 肌肉能量技术
- 髋骨 —— 坐骨直肠窝松解
- 腹部 / 其他 / 内脏躯体 —— 胃肠系统 Chapman 反射点

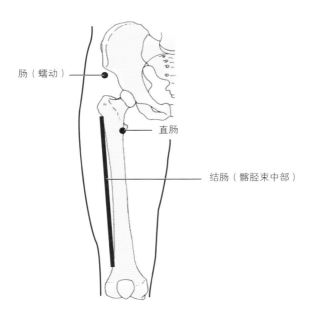

肠（蠕动）

直肠

结肠（髂胫束中部）

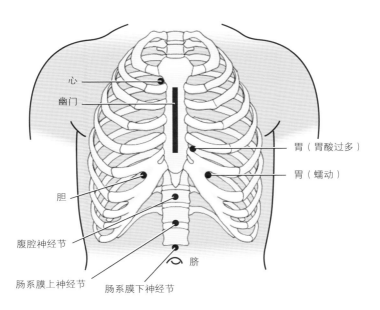

心

幽门

胃（胃酸过多）

胃（蠕动）

胆

腹腔神经节

脐

肠系膜上神经节　　肠系膜下神经节

81

肱骨外上髁炎

 基础知识

描述

　　肱骨外上髁炎（网球肘）是手和腕的伸肌及旋后肌附着处疼痛的炎症性疾病。

 生理和相关躯体功能障碍

副交感神经系统

　　不适用

交感神经系统

- 兴奋：肌肉小动脉扩张（胆碱能和 β_2 肾上腺素能），肌肉小动脉收缩（肾上腺素 α ）
- T1~T5：胸部功能障碍

运动神经系统

- 外上髁
  - ➤ 桡神经:（C7~C8）桡侧腕短伸肌、（C7~C8）指伸肌、（C7~C8）小指伸肌、（C6~C7）旋后肌
    - ➥ 肌肉有压痛点伴紧张

 其他躯体功能障碍

- 前臂骨间膜筋膜受限
- 肘关节功能障碍

特殊检查

- 肘部 Tinel 征（桡神经卡压）
- 网球肘试验：Mill 试验（外上髁炎）
- Cozen 试验
- Golfer 球肘试验
- 肘部肌腱稳定性试验

 治疗

2分钟治疗

- 上肢 —— 骨间膜和前臂伸肌：肌筋膜松解术

5分钟治疗

- 上肢 —— 肘/前臂旋后功能障碍，桡骨头功能障碍：肌肉能量技术、高速低幅技术
- 颈部 —— 协调位放松术、软组织放松术、肌筋膜松解术和（或）高速低幅技术

拓展治疗

- 胸部 —— 肌肉能量技术、协调位放松术、肌筋膜松解术和（或）高速低幅技术
- 上肢 —— 对前臂压痛点进行摆位放松术

腰痛

 基础知识

描述

　　腰痛有很多症状，这些症状和病因大多是由于力学失衡所致。要详细询问病史和体格检查，也包括"危险征兆"的筛查，其中神经系统和骨科检查能鉴别出引发急性腰痛的原因，并由此制订出不同的治疗方案。急性的腰痛保守治疗通常在6周内痊愈，症状持续6周以上的，要考虑为慢性腰痛，需要进一步治疗。腰痛的病因当中，躯体功能障碍最有可能是原发诱因，内脏-躯体和躯体-躯体反射也可能是最初病因，或者是受它处波及而发病。对于大多数患者来说，影像检查是没有必要的。

 生理和相关躯体功能障碍

副交感神经系统

- 兴奋：肠蠕动增加，胆囊收缩，膀胱逼尿肌收缩
- 迷走神经（CN X）由颈静脉孔穿出（由枕骨和颞骨组成）
  - ➢ OA，AA，C2躯体功能障碍
  - ➢ 枕乳缝紧张
- 盆腔内脏神经（S2~S4）：骶髂部位功能障碍

交感神经系统

- 兴奋：肾脏输出降低，肠蠕动减少，胆囊壁放松，膀胱逼尿肌松弛，肌肉小动脉扩张（胆碱能和 β_2 肾上腺素能），肌肉小动脉收缩（ α 肾上腺素能）
- T10–L2躯体功能障碍
- 椎前神经节：筋膜受限
  - 腹腔神经节：筋膜受限
  - 肠系膜上神经节：筋膜受限
  - 肠系膜下神经节：筋膜受限

伸展	竖棘肌 横突棘肌（单侧收缩的半棘肌，多裂肌，以及腰部回旋肌）	C1~S5 神经支配 第 7~ 第 11 肋间神经；肋下，髂腹下及髂腹股沟神经
屈曲	腹壁（外部：腹直肌，腹外、内斜肌，以及腹横肌） 髂腰肌 腰方肌（单纯的侧屈）	第 7~ 第 11 肋间神经；肋下，髂腹下及髂腹股沟神经 L2~L4 脊神经的腹侧分支；股神经分支 L1~L4 肋下神经
侧屈	腹肌（单侧收缩同上）	第 7~ 第 11 肋间神经；肋下，髂腹下及髂腹股沟神经
旋转	横突棘肌（单侧收缩同上） 腹肌（单侧收缩同上）	第 7~ 第 11 肋间神经；肋下，髂腹下及髂腹股沟神经 第 7~ 第 11 肋间神经；肋下，髂腹下及髂腹股沟神经

 其他躯体功能障碍

相关肌肉紧张并有压痛点

- 内收肌
- 腘绳肌
- 臀大肌和臀中肌
- 梨状肌

 特殊检查

- 4字试验
- 直腿抬高试验
- 腰骶弹性试验
- 站立/坐位前屈试验
- Thomas 试验（髋关节屈曲挛缩试验）
- Trendelenburg 试验

治疗

2分钟治疗

- 腰椎 —— 肌肉能量技术
- 下肢 —— 腰大肌：摆位放松术

5分钟治疗

- 髋骨功能障碍 —— 肌肉能量技术
- 骶骨功能障碍 —— 肌肉能量技术

拓展治疗

- 胸部 —— 肌肉能量技术、肌筋膜松解术和（或）高速低幅技术
- 腰部 —— 肌肉能量技术、肌筋膜松解术和（或）高速低幅技术
- 骶骨牵拉法
- 下肢 —— 肌紧张和压痛：肌筋膜松解术、肌肉能量技术、摆位放松术
- 腹部/其他 —— 膈肌拱顶技术
- 腹部/其他 —— 神经节限制：肌筋膜松解术
- 腹部/其他/内脏躯体 —— 相应内脏功能障碍Chapman反射点

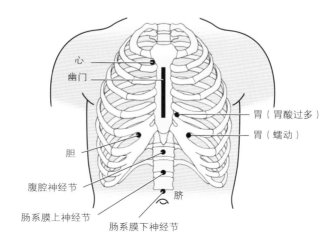

肱骨内上髁炎

 基础知识

描述

肱骨内上髁炎（高尔夫球肘）是手和腕的浅屈肌及旋前圆肌附着处疼痛的炎症性疾病。

 生理和相关躯体功能障碍

副交感神经系统

不适用

交感神经系统

- 兴奋：肌肉小动脉扩张（胆碱能和 β_2 肾上腺素能），肌肉小动脉收缩（α 肾上腺素）
- T1~T5：胸部功能障碍

运动神经系统

- 内上髁
  - ➤ 正中神经：（C6~C7）旋前圆肌、（C8~T1）指浅屈肌、（C7~C8）掌长肌
  - ➤ 尺神经：（C7~T1）尺侧腕屈肌
    - ➝ 肌肉压痛和紧张

 其他躯体功能障碍

- 前臂骨间膜受限
- 肘关节功能障碍

 特殊检查

- 肘部 Tinel 征（桡神经卡压）
- 网球肘试验：Mill 试验（外上髁炎）

- Cozen 试验
- Golfer 球肘试验
- 肘部肌腱稳定性试验

治疗

2分钟治疗

- 上肢 —— 骨间膜和前臂屈肌：肌筋膜松解术

5分钟治疗

- 上肢 —— 肘/前臂旋前功能障碍，尺骨功能障碍：肌肉能量技术、高速低幅技术
- 颈部 —— 协调位放松术、软组织放松术、肌筋膜松解术和（或）高速低幅技术

拓展治疗

- 胸部 —— 肌肉能量技术、协调位放松术、肌筋膜松解术：和（或）高速低幅技术
- 上肢 —— 对前臂压痛点进行摆位放松术

拓展治疗

- 胸部 —— 肌肉能量技术、协调位放松术、肌筋膜松解术和（或）高速低幅技术
- 上肢 —— 对前臂压痛点进行摆位放松术

中耳炎 / 浆液型 / 感染型

 基础知识

描述

　　中耳的炎症，通常与病毒或细菌感染有关。

 生理和相关躯体功能障碍

副交感神经系统

- 兴奋：鼻腔、泪腺、下颌下腺体分泌物增多
- 面神经（CN VII）—— 颅骨功能障碍

交感神经系统

- 兴奋：血管收缩和鼻腔、泪腺、下颌下腺分泌物轻微增加
  - ➤ T1~T5 —— 胸段功能障碍（起于胸段，通过颈部神经节发分支到颈和头部）

运动系统

- 腭帆张肌：CN V3
- 鼓膜张肌：CN V3的翼内肌支
- 腭帆提肌：CN X
- 咽鼓管咽肌：CN X
  - ➤ OA，AA，C2：颅骨和颈椎功能障碍
  - ➤ 枕乳缝及寰枕关节紧张

 其他躯体功能障碍

- 咽鼓管功能障碍
- 二腹肌紧张和压痛
- 颅骨功能障碍
- 淋巴结的淋巴堵塞：耳廓前后、下颚、颏下、锁骨上淋巴结

治疗

2分钟治疗

- 头部 —— Muncie 技术
- 头部 —— 耳廓周围淋巴引流技术

5分钟治疗

- 头部 —— 眶上、眶下按摩
- 头部 —— 蝶腭神经节刺激
- 颈部 —— 肌筋膜松解术、协调位放松术和（或）高速低幅技术

拓展治疗

- 头部 —— 眶上和眶下轻抚法
- 头部 —— Galbreath 技术（下颌淋巴引流）
- 头部 —— 颅骨节律活动降低：第四脑室掌控
- 头部 —— 二腹肌：摆位放松术和（或）肌筋膜松解术
- 头部 —— 迷走神经：OA 松解
- 腹部/其他/躯体内脏 —— 耳和（或）鼻窦 Chapman 反射点

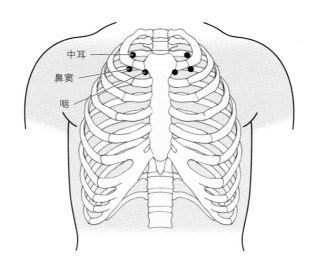

盆腔炎

 基础知识

描述

指女性生殖道的感染和炎症，可影响子宫、输卵管、卵巢等生殖器官，这些器官的创伤可以导致不孕、异位妊娠、慢性骨盆疼痛、脓肿和其他严重的问题。

 生理和相关躯体功能障碍

副交感神经系统

- 兴奋：子宫体松弛，子宫颈收缩，血管舒张
- 盆腔内脏神经
- S2~S4：骶骨功能障碍

交感神经系统

- 兴奋：子宫体收缩，子宫颈松弛，血管收缩
- T12~L2：胸和腰部功能障碍
- 肠系膜上神经节：筋膜受限
- 肠系膜下神经节：筋膜受限

运动系统

- S3~S4：骶骨功能障碍，盆膈功能障碍，盆底肌附着处受限

 其他躯体功能障碍

- 坐骨直肠窝受限
- 髋骨功能障碍
- 膈肌及其附着部位受限

治疗

2 分钟治疗

- 坐骨直肠窝：肌筋膜松解术

5 分钟治疗

- 骶骨基底部活动下降
- 髋骨功能障碍 —— 肌肉能量技术

拓展治疗

- 骶骨功能障碍 —— 肌肉能量技术
- 腹部/其他 —— 膈肌：拱顶技术
- 胸部 —— 肌肉能量技术、软组织放松、肌筋膜松解术和（或）高速低幅技术
- 腰部 —— 肌肉能量技术、软组织放松、肌筋膜松解术和（或）高速低幅技术
- 腹部/其他 —— 神经节受限：肌筋膜松解术
- 腹部/其他/内脏躯体 —— 卵巢和子宫 Chapman 反射点

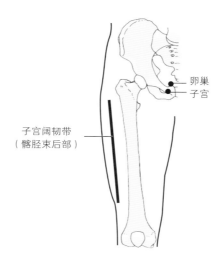

消化道溃疡

 基础知识

描述

以胃酸过多，导致食管、胃和（或）十二指肠溃疡为特征的一种疾病。

 生理和相关躯体功能障碍

副交感神经系统

- 兴奋，胃酸分泌增加、蠕动增加
- 迷走神经（CN X）由颈静脉孔穿出（由枕骨和颞骨组成）
  - ➤ OA，AA，C2躯体功能障碍
  - ➤ 枕乳缝紧张

交感神经系统

- 兴奋：蠕动减少和胃酸分泌减少
- T5~T10躯体功能障碍：压痛点
- 腹腔神经节：筋膜受限

运动系统

- C3~C5躯体功能障碍（膈神经，受邻近胃的刺激）

 其他躯体功能障碍

- 膈肌功能障碍及其附着部位受限

治疗

2分钟治疗

- 头部 —— 迷走神经：OA松解
- 腹部/其他 —— 腹腔神经节：肌筋膜松解术

5分钟治疗

- 腹部/其他 —— 膈肌放松（韧带平衡技术或肌肉能量技术）
- 胸部 —— 肌肉能量技术

拓展治疗

- 颈部 —— 肌筋膜松解术、协调位放松术或高速低幅技术
- 胸部 —— 肌筋膜松解术或高速低幅技术
- 肋骨提升
- 腹部/其他/内脏躯体 —— 胃和食道Chapman反射点

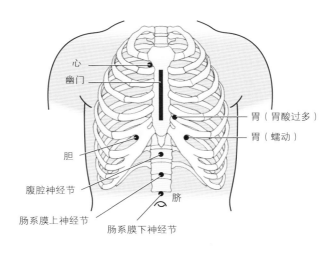

咽炎 / 扁桃体炎

 基础知识

描述

    咽部感染和（或）扁桃体感染（病毒、细菌或真菌）。

 生理和相关躯体功能障碍

副交感神经系统

- 三叉神经（CN V）
- 通过蝶腭神经节的面神经（CN VII）
- 迷走神经
  - ➤ OA，AA，C2躯体功能障碍：颅和颈功能障碍
  - ➤ 枕乳缝和寰枕关节（OA）紧张

交感神经系统

- T1~T4躯体功能障碍

相关的感觉和运动神经（译者注）

- 三叉神经上颌支为三叉神经第二支（CNV2），属单纯的感觉支，其分支经过蝶腭神经节后，发出咽支、上牙槽神经、腭大、小神经。
- 面神经（CN VII）分支中间神经，分出岩大神经，该神经通过蝶腭神经节，换元后分布于鼻、腭黏膜的腺体。
- 舌咽神经（CN IX）参与形成咽丛并发出扁桃体支和舌支。
- 迷走神经（CN X）发出的喉上神经内支和咽支（与舌咽神经和交感神经咽支构成咽丛）。

 其他躯体功能障碍

- 咽鼓管功能障碍
- 颅骨功能障碍
- 淋巴结堵塞：耳前、耳后、下颌下、颏下、锁骨上及颈前淋巴结

治疗

2分钟治疗

- 颈部 —— 颈前淋巴结/淋巴管的淋巴引流

5分钟治疗

- 头部 —— 耳廓周围淋巴引流技术
- 腹部/其他/内脏躯体 —— 位于胸锁关节下方的咽部Chapman反射点
- 胸廓入口筋膜放松术

拓展治疗

- 头部 —— OA 松解
- 头部 —— 蝶腭神经节刺激
- 头部，颈部 —— OA，AA，C2：软组织放松、肌筋膜松解术，协调位放松术和（或）高速低幅技术
- 胸部 —— 肌肉能量技术、软组织放松、肌筋膜松解术和（或）高速低幅技术
- 肋骨提升

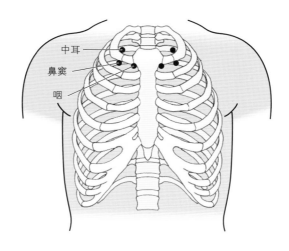

肺炎

 基础知识

描述

一种肺和呼吸系统疾病，肺泡发炎，并被分泌物充填。

 生理和相关躯体功能障碍

副交感神经系统

- 兴奋：分泌物稀薄，相应细支气管收缩
- 迷走神经
  - ➤ OA，AA，C2躯体功能障碍
  - ➤ 枕乳缝和寰枕关节紧张

交感神经系统

- 兴奋：分泌物增厚，细支气管扩张
- T2~T7躯体功能障碍

运动系统

- C3~C5（膈神经，短缩或过度使用）躯体功能障碍

 其他躯体功能障碍

- 斜角肌紧张和压痛
- 胸小肌紧张和压痛
- 前锯肌紧张和压痛
- 胸廓入口筋膜受限
- 肋骨功能障碍
- 膈肌及其附着部位受限

治疗

2分钟治疗

- 胸泵
- 肋骨提升

5分钟治疗

- 腹部/其他 —— 膈肌
  - ➤ 颈部 —— C2，C3~C5：肌筋膜松解术、肌肉能量技术和（或）协调位放松术
  - ➤ 拱顶技术
  - ➤ 胸廓入口：肌筋膜松解术
  - ➤ 胸腰结合处 —— 软组织放松、肌肉能量技术、肌筋膜松解术、高速低幅技术

拓展治疗

- 上肢 —— 胸小肌/前锯肌：摆位放松术、软组织放松和（或）肌筋膜松解术
- 肋骨功能障碍 —— 肌肉能量技术
- 颈部 —— 斜角肌：摆位放松术和（或）肌肉能量技术
- 头部 —— 迷走神经：OA松解和（或）V型传导技术
- 腹部/其他/内脏躯体 —— 肺部Chapman反射点

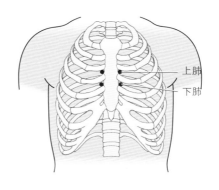

上肺

下肺

脑震荡后遗症

 基础知识

描述

　　一种轻微的脑损伤，症状可包括但不限于：耳鸣、头晕、头痛、恶心、呕吐、抑郁和认知缺损。

 生理和相关躯体功能障碍

副交感神经系统

• 兴奋：瞳孔收缩；鼻腔、泪腺、下颌下腺分泌物显著增加
• 面神经（CN VII）、舌咽神经（CN IX）：颅骨功能障碍
• 迷走神经
    ➤ OA，AA，C2躯体功能障碍
    ➤ 枕乳缝和寰枕关节紧张

交感神经系统

• 兴奋：血管收缩，鼻腔、泪腺、下颌下腺分泌物轻微增加，骨骼肌血流增加
• T1~T5躯体功能障碍

运动系统

• 动眼神经（CN III），滑车神经（CN IV），外展神经（CN VI），副神经（CN XI），舌下神经（CN XII），C1~C8神经根：眼外肌、舌肌、肩胛提肌、头长肌、颈长肌、斜角肌、头夹肌、胸锁乳突肌、头直肌

 其他躯体功能障碍

• 任何颈椎功能障碍
• 颞颌关节功能障碍：翼内肌、二腹肌后腹、舌肌、舌骨肌等肌肉和筋膜的限制

治疗

2 分钟治疗

- 头部 —— 迷走神经：OA 松解
- 颈部 —— 协调位放松术

5 分钟治疗

- 头部 —— 颅骨节律性活动降低：第四脑室掌控

拓展治疗

- 颈部 —— 软组织放松、肌筋膜松解术、肌肉能量技术和（或）高速低幅技术
- 胸部 —— 软组织放松、肌筋膜松解术和（或）高速低幅技术
- 头部 —— 颞颌关节：直接按压翼内肌、颏舌肌和（或）二腹肌后腹
- 颈部 —— 颈前部肌肉和软组织：肌筋膜松解术
- 头部 —— 颅缝按压：V 型传导技术
- 头部 —— 颅骨损伤：拱形掌控和（或）其他颅骨技术

妊娠

 基础知识

描述

自受孕至怀孕结束的时间段。由于体内荷尔蒙和生物力学的快速变化，孕妇每3个月就会出现不同的表现，通常的症状有头痛、恶心、脊柱痛以及坐骨神经症状。

 生理和相关躯体功能障碍

副交感神经系统

- 兴奋：肠蠕动增加
- 迷走神经
  - ➤ OA，AA，C2躯体功能障碍
- 兴奋：宫体松弛，宫颈收缩
- 盆腔内脏神经
- S2~S4
  - ➤ 骶骨扭转
  - ➤ 骶骨活动度降低
  - ➤ 骶髂关节疼痛

交感神经系统

- 兴奋：宫体收缩，宫颈松弛
- T12~L2躯体功能障碍

运动系统

- 腰大肌 —— L1~L4躯体功能障碍
- 梨状肌 —— S1~S2躯体功能障碍
- 腰方肌肋下神经：L1~L4躯体功能障碍

其他躯体功能障碍

- 髋骨功能障碍
- 耻骨上、下错位
- 坐骨直肠窝充血和受限
- 体位性水肿，尤其是下肢
- 胸廓出口综合征
- 腕管综合征
- 腰椎前凸增加
- 胸椎后凸增加
- 膈肌受限

 治疗

 2分钟治疗

- 头部 —— OA松解
- 腰椎 —— 软组织放松、肌肉能量技术、肌筋膜松解术和（或）高速低幅技术
- 骶骨抑按

 5分钟治疗

- 髋骨功能障碍 —— 肌肉能量技术
- 髋骨 —— 耻骨上、下错位功能障碍：肌肉能量技术
- 骶骨功能障碍 —— 肌肉能量技术

 拓展治疗

- 下肢 —— 腰大肌：摆位放松技术
- 下肢 —— 梨状肌：摆位放松技术、肌肉能量技术
- 髋骨 —— 坐骨直肠窝：肌筋膜松解术
- 颈部 —— 软组织放松、肌筋膜松解、协调位放松术和（或）高速低幅技术

- 胸廓出口综合征 —— 肌肉能量技术、摆位放松技术、协调位放松术和（或）高速低幅技术
- 胸部 —— 软组织放松、肌肉能量技术、肌筋膜松解术和（或）高速低幅技术
- 下肢 —— 足泵
- 腹部/其他 —— 膈肌：拱顶技术
- 胸导管淋巴治疗技术
- 下肢 —— 轻柔、缓慢轻抚/揉捏下肢
- 摇骶法
- 腹部/其他/内脏躯体 —— 卵巢和子宫Chapman反射点

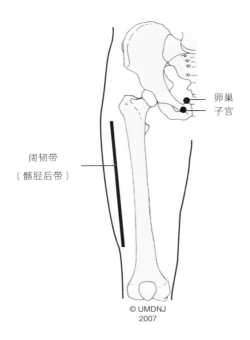

卵巢
子宫

阔韧带
（髂胫后带）

© UMDNJ
2007

经前期综合征

 基础知识

描述

一些女性在月经前一周经历的生理和心理症状，可包括腹胀、头痛、易怒、焦虑或抑郁、失眠、疲劳、乳房肿胀疼痛等。

 生理和相关躯体功能障碍

副交感神经系统

- 兴奋：血管舒张，恶心，呕吐，腹泻
- 迷走神经
  - ➤ OA，AA，C2躯体功能障碍
  - ➤ 枕乳缝和寰枕关节紧张
- 盆腔内脏神经

交感神经系统

- 兴奋：血管收缩，便秘，对酸的敏感性增加
- T1~T4 和（或）T5~L2躯体功能障碍
- 腹腔神经节：筋膜受限
- 肠系膜上神经节：筋膜受限
- 肠系膜下神经节：筋膜受限

运动神经系统

- C2~C8（肩胛提肌，斜角肌）

 其他躯体功能障碍

- 坐骨直肠窝受限
- 髋骨功能障碍

治疗

2分钟治疗

- 头部 —— OA 松解
- 骶骨基底抑按

5分钟治疗

- 髋骨功能障碍 —— 肌肉能量技术
- 骶骨扭转 —— 肌肉能量技术
- 摇骶法

拓展治疗

- 上肢 —— 肩胛提肌和斜角肌：摆位放松技术和（或）肌筋膜松解术
- 颈部 —— 软组织放松、肌筋膜松解术、协调位放松术和（或）高速低幅技术
- 胸部 —— 软组织放松、肌肉能量技术、肌筋膜松解术和（或）高速低幅技术
- 腰部 —— 软组织放松、肌肉能量技术、肌筋膜松解术和（或）高速低幅技术
- 髋部 —— 坐骨直肠窝：肌筋膜松解术
- 腹部/其他 —— 神经节受限：肌筋膜松解术
- 腹部/其他/内脏躯体 —— 卵巢和子宫 Chapman 反射点

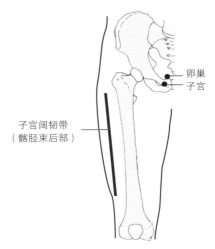

卵巢
子宫

子宫阔韧带
（髂胫束后部）

幽门狭窄

 基础知识

描述

幽门括约肌的肥大，通常导致发育不良、胃食管反流和呕吐。

 生理和相关躯体功能障碍

副交感神经系统

- 兴奋：产酸增加和蠕动增加
- 迷走神经（CN X）由颈静脉孔穿出（由枕骨和颞骨组成）
  - ➤ OA，AA，C2躯体功能障碍
  - ➤ 枕乳缝紧张

交感神经系统

- 兴奋：产酸减少和蠕动减弱
- T5~T10：躯体功能障碍
- 椎前神经节：筋膜受限
  - ➤ 腹腔神经节

 其他躯体功能障碍

- 幽门括约肌过度紧张
- 膈肌及其附着处活动受限
- 乳糜池：筋膜受限
- 左胸导管受限

治疗

2分钟治疗

- 腹部/其他 —— 腹腔神经节：肌筋膜松解术

5分钟治疗

- 腹部/其他 —— 幽门括约肌：肌筋膜松解术
- 腹部/其他 —— 肠系膜放松术

拓展治疗

- 头部 —— 迷走神经：OA松解、枕乳缝V型传导技术
- 颈部 —— 肌筋膜松解术、协调位放松术和（或）高速低幅技术
- 胸部 —— 肌筋膜松解术、肌肉能量技术和（或）高速低幅技术
- 腹部/其他 —— 左胸导管：淋巴引流技术
- 腹部/其他 —— 膈肌
  - ➤ 拱顶技术
  - ➤ 胸腰结合处 —— 肌肉能量技术、肌筋膜松解术、高速低幅技术
- 腹部/其他 —— 乳糜池：肌筋膜松解术（淋巴引流技术）

不宁腿综合征

 基础知识

描述

一侧或双侧下肢常有不适，如痉挛、疼痛、阵痛或烧灼感，需下肢不断变换姿势来缓解。

 生理和相关躯体功能障碍

副交感神经系统

不适用

交感神经系统

- 兴奋：肌肉小动脉扩张（类胆碱和 β_2 肾上腺素）、肌肉小动脉收缩（ α 肾上腺素）
- T10~L2躯体功能障碍

运动神经系统

- 臀大肌L5~S2刺激坐骨神经
- 腰大肌T12~L4刺激髂腹下神经、髂腹股沟神经、生殖股神经、股外侧皮神经或股神经
- 梨状肌S1~S2刺激坐骨神经

 其他躯体功能障碍

- 髋部髂腰韧带紧张会刺激腹股沟和大腿外侧的浅神经
- L4~L5错位使髂腰韧带紧张
- 腓骨头后移刺激腓总神经
- 下肢肌肉紧张
- 踝或足功能障碍

治疗

2分钟治疗

- 下肢 —— 腰大肌：肌肉能量技术、摆位放松术
- 下肢 —— 梨状肌：肌肉能量技术、摆位放松术
- 下肢 —— 下肢肌肉：肌筋膜放松术

5分钟治疗

- 下肢 —— 腓骨头后移：韧带平衡技术、肌肉能量技术、高速低幅技术
- 腰部 —— 肌肉能量技术和（或）高速低幅技术

拓展治疗

- 髋骨功能障碍 —— 肌肉能量技术
- 下肢 —— 踝/足功能障碍：肌肉能量技术和（或）高速低幅技术

过敏性鼻炎

 基础知识

描述

　　伴有水样清涕的鼻部炎症，可与过敏、感染、药物应用，及其他外界环境刺激有关。

 生理和相关躯体功能障碍

副交感神经系统

- 兴奋：鼻腔、泪腺和下颌下腺分泌物显著增加
- 面神经（CN VII）、舌咽神经（CN IX）：颅骨功能障碍
- 迷走神经
  - ➤ OA，AA，C2 躯体功能障碍
  - ➤ 枕乳缝和枕寰关节紧张

交感神经系统

- 兴奋：血管收缩，鼻腔、泪腺和下颌下腺产生少量的分泌物
- T1~T5 躯体功能障碍

运动神经系统

- C3~C5（膈神经，受邻近肺脏的刺激）

 其他躯体功能障碍

- 咽鼓管功能障碍
- 翼内肌扳机点
- 咬肌扳机点
- 颅骨功能障碍
- 淋巴结的淋巴阻塞：耳前淋巴结和耳后淋巴结、下颌下淋巴结和颏下淋巴结，以及锁骨上淋巴结等

治疗

2分钟治疗

- 头部 —— 眶上、眶下按摩
- 头部 —— 鼻根分离
- 头部 —— 前额提升

5分钟治疗

- 头部 —— 耳廓周围淋巴引流技术
- 头部 —— Muncie技术
- 腹部/其他/内脏躯体——耳和（或）鼻窦Chapman反射点

拓展治疗

- 头部 —— 颅骨节律性脉冲降低：第四脑室掌控
- 头部 —— 迷走神经：OA松解
- 头部 —— 蝶腭神经节刺激
- 颈部 —— 软组织放松、肌筋膜松解术、协调位放松术和（或）高速低幅技术
- 胸部 —— 软组织放松、肌肉能量技术、肌筋膜松解术和（或）高速低幅技术

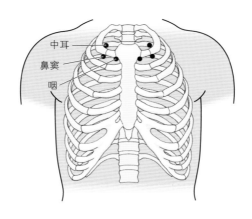

骶髂关节炎

 基础知识

描述

由于外伤、关节退变或系统性炎症，如强直性脊柱炎等引起的单侧或双侧骶髂关节炎症，可引起臀区、下背部和（或）一侧或双侧下肢疼痛。

 生理和相关躯体功能障碍

副交感神经系统

目前仍在研究中

- 刺激周围部，迷走传入神经元（α）通过内毒素或细胞活素，能兴奋下丘脑–垂体–肾上腺皮质轴和交感神经系统中枢部，释放抗炎糖皮质激素和去甲肾上腺素到周围组织内。
- 在内脏神经中，由儿茶酚胺能纤维组成的肠系膜上神经节发出信号，能下调由脾脏巨噬细胞分泌的肿瘤坏死因子（TNF）–α 的含量。

交感神经系统

- 交感神经系统的正常功能包括调节免疫系统的平衡
- 兴奋
  - ➤ 肌肉小动脉扩张（类胆碱和 β_2 肾上腺素）、肌肉小动脉收缩（α 肾上腺素）
  - ➤ 通过传出神经纤维刺激不同淋巴器官，以促进儿茶酚胺的产生，使其能抑制辅助性 T 细胞 1（Th1）的免疫反应，并且调节 Th1/Th2 平衡使其朝向以 Th2 为主的免疫应答，Th2 属于"体液免疫"，能增加抗体含量以对抗侵入的细胞外生物。
- T10~L2 躯体功能障碍

运动神经系统

- 梨状肌紧张和压痛（S1~S2）
- 臀大肌紧张和压痛，受臀下神经（L5~S2）支配

其他躯体功能障碍

- 髋骨功能障碍影响骶骨活动和髂腰韧带
- L1~L5功能障碍，导致髂腰韧带紧张

 特殊检查

- 4字试验
- 腰骶弹性试验
- Trendelenburg 征 / 髋下落试验
- 髂前上棘按压或站立 / 坐位前屈试验

 治疗

 2分钟治疗

- 骶骨 —— 关节技术
- 下肢 —— 梨状肌：肌肉能量技术、摆位放松技术

5分钟治疗

- 骶骨 —— 肌肉能量技术
- 腰椎 —— 肌肉能量技术和（或）高速低幅技术

拓展治疗

- 骶骨 —— 摇骶法、韧带平衡技术
- 髋骨功能障碍 —— 肌肉能量技术

坐骨神经痛

 基础知识

描述

由于坐骨神经受压迫或炎症引起的沿坐骨神经，特别是沿大腿后侧疼痛为主的症状。

 生理和相关躯体功能障碍

副交感神经系统

不适用

交感神经系统

- 兴奋：肌肉小动脉扩张（类胆碱和 β_2 肾上腺素）、肌肉小动脉收缩（ α 肾上腺素）
- T10~L2 躯体功能障碍

运动神经系统

- 梨状肌紧张和压痛（S1~S2）
- 臀大肌紧张和臀下神经（L5~S2）压痛
- 腘绳肌紧张和压痛，受胫神经（L4~S3）支配（腓总神经支配股二头肌短头）

 其他躯体功能障碍

- 髋骨功能障碍影响骶骨活动和髂腰韧带
- L4~L5 功能障碍，导致髂腰韧带紧张
- 腓骨头后移刺激腓总神经
- 胫骨相对距骨功能障碍

特殊检查

- 4字试验
- 直腿抬高试验
- 腰骶弹性试验
- 髋下落试验
- 站立/坐位前屈试验
- Thomas 试验（髋关节屈曲挛缩试验）
- Trendelenburg 征试验

 治疗

 2分钟治疗

- 下肢 —— 梨状肌：肌肉能量技术、摆位放松技术
- 下肢 —— 腘绳肌：肌筋膜放松术

5分钟治疗

- 下肢 —— 腓骨头后移：高速低幅技术
- 腰椎 —— 肌肉能量技术和（或）高速低幅技术

拓展治疗

- 髋骨功能障碍 —— 肌肉能量技术
- 腰椎 —— 肌肉能量技术和（或）高速低幅技术
- 下肢 —— 踝/足功能障碍：肌肉能量技术和（或）高速低幅技术
- 找出致病的神经根，建议患者做拉伸和功能练习

脊柱侧弯

 基础知识

描述

病理性或功能性的脊柱侧弯。

 生理和相关躯体功能障碍

副交感神经系统

不适用

交感神经系统

脊旁交感链神经节可能受侧弯的刺激，或者因为解剖上靠近肋骨头，受肋骨运动的影响。侧弯的位置决定受影响的脊髓水平。

运动神经系统

可能受侧弯的影响，脊柱的侧弯旋转表现为 Fryette I 型躯体功能障碍。

 其他躯体功能障碍

* 骨盆侧倾
* 假性或真性双下肢不等长
* 骶骨侧倾可引起功能性脊柱侧弯（Fryette I 型代偿性躯体功能障碍）
* Fryette II 型躯体功能障碍也可能会导致代偿性脊柱侧弯旋转（Fryette I 型躯体功能障碍）

治疗

　　注意：如果髋骨和（或）骶骨的检查正常，或治疗后，尤其是在实施了几种整骨手法治疗后，下肢长度变短时，就要从解剖结构上来寻找下肢不等长的原因。同时需要重视姿势训练，以及按照"牵伸受限肌肉以达到对称性的原则"牵伸侧凹处肌肉。

- 牵伸紧张的肌肉
- 姿势再训练，然后增强松弛的肌肉群肌力（经常是前侧肌群出现紧张，尤其是胸肌和髂腰肌）
- 再训练，并且增强下斜方肌和组成胸腰筋膜的肌群肌力

2分钟治疗

- 髋部 —— 肌肉能量技术
- 骶部 —— 肌肉能量技术

5分钟治疗

- 胸部 —— 肌肉能量技术
- 腰部 —— 肌肉能量技术

拓展治疗

- 胸部 —— 肌筋膜松解术和（或）高速低幅技术
- 腰部 —— 肌筋膜松解术和（或）高速低幅技术

鼻窦炎

 基础知识

描述

鼻窦感染（病毒、细菌或真菌）。

 生理和相关躯体功能障碍

副交感神经系统

- 通过蝶腭神经节的面神经（CN VII）
- 迷走神经
    - OA，AA，C2躯体功能障碍
    - 枕乳缝和枕寰关节紧张

交感神经系统

- T1~T4躯体功能障碍

运动神经系统

- 三叉神经（CN V）：躯体传入神经，躯体感觉神经
- 眼眶上凹和下凹，以及额骨和上颌窦上方的压痛/筋膜受限

 其他躯体功能障碍

- 咽鼓管功能障碍
- 颅骨功能障碍
- 淋巴结的淋巴阻塞：耳前淋巴结、耳后淋巴结、下颌下淋巴结、颏下淋巴结、锁骨上淋巴结及颈前淋巴结等

治疗

2 分钟治疗

- 头部 —— 眶上和眶下按摩（CNV）
- 头部 —— 轻抚前额和上颌

5 分钟治疗

- 头部 —— 耳周淋巴引流技术
- 颈部 —— 颈前淋巴引流技术
- 腹部/其他/内脏躯体 —— Chapman 反射点：锁骨中线与锁骨交叉处，锁骨以上是中耳反射点，以下是鼻窦反射点

拓展治疗

- 头部 —— OA：肌筋膜松解术
- 头部 —— 蝶腭神经节刺激
- 颈部 —— C2：软组织放松、肌筋膜松解术、协调位放松术和（或）高速低幅技术
- 胸部 —— 软组织放松、肌肉能量技术、肌筋膜松解术和（或）高速低幅技术
- 肋骨提升
- 头部 —— Muncie 技术

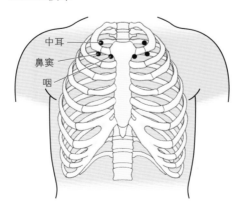

椎管狭窄

 基础知识

描述

椎管内或椎间孔狭窄，导致脊髓或邻近的神经根受压。其症状包括疼痛、麻木、刺痛、或由病情不同而致的肌萎缩。整骨治疗能直接改善功能和减轻相关症状。

 生理和相关躯体功能障碍

副交感神经系统

- 兴奋：心率减慢，呼吸有节律，肠蠕动加快，胆囊收缩，膀胱逼尿肌收缩
- 迷走神经
    - OA，AA，C2躯体功能障碍
    - 枕乳缝和枕寰关节紧张
- 盆腔内脏神经S2~S4
    - 骶骨扭转
    - 骶骨活动度减少
    - 骶髂关节疼痛

交感神经系统

- 兴奋：肾输出减少，肠蠕动减慢，胆囊舒张，膀胱逼尿肌松弛，肌肉小动脉扩张（类胆碱和 β_2 肾上腺素）、肌肉小动脉收缩（ α 肾上腺素），疼痛【复杂性区域疼痛综合征（反射性交感神经系统营养不良）】
- T1~L2躯体功能障碍
- 腹腔神经节：筋膜受限
- 肠系膜上神经节：筋膜受限
- 肠系膜下神经节：筋膜受限

运动神经系统

- 竖脊肌：C1~S5脊神经节段

- 臀肌：臀上、下神经
- 腰大肌L1~L4（屈曲体位可以减轻神经压迫，但是会导致躯体功能障碍和姿势失衡）
- 梨状肌S1~S2
- 腰方肌：肋下神经（L1~L4）

 特殊检查

- 压头试验（椎间孔挤压试验）
- 4字试验
- 直腿抬高试验
- 腰骶弹性试验
- 髋下落试验
- 站立／坐位前屈试验
- Thomas试验（髋关节屈曲挛缩试验）
- Trendelenburg试验

 治疗

 2分钟治疗

- 颈椎 —— 软组织放松和（或）肌肉能量技术
- 下肢 —— 腰大肌：摆位放松术
- 腰椎 —— 软组织放松、肌筋膜松解术和（或）高速低幅技术

5分钟治疗

- 颈椎 —— 协调位放松术、摆位放松术和（或）肌筋膜松解术
- 髋骨功能障碍 —— 肌肉能量技术
- 骶骨功能障碍 —— 肌肉能量技术

拓展治疗

- 下肢 —— 梨状肌：肌肉能量技术，摆位放松技术

- 下肢 —— 臀大肌：肌肉能量技术、摆位放松技术
- 腹部/其他 —— 膈肌：拱顶技术
- 胸部 —— 软组织放松、肌肉能量技术和（或）肌筋膜松解术
- 腹部/其他 —— 神经节受限：肌筋膜松解术
- 腹部/其他/内脏躯体 —— 与相应脏腑功能障碍有关的Chapman 反射点

心动过速

 基础知识

描述

心跳的异常加快，成人安静时心率超过100次/分，即为心动过速。

 生理和相关躯体功能障碍

副交感神经系统

- 兴奋：心动过缓
- 迷走神经（CN X）由颈静脉孔穿出（由枕骨和颞骨组成）
  - ➤ OA，AA，C2躯体功能障碍
  - ➤ 枕乳缝紧张

交感神经系统

- 兴奋：心动过速
- T1~T5躯体功能障碍

运动神经系统

- C3~C5躯体功能障碍（膈神经，受邻近心脏的刺激）

 其他躯体功能障碍

- 肋骨功能障碍
- 膈肌低平
- 斜角肌紧张和压痛
- 胸大肌有扳机点
- 胸小肌紧张和压痛

![治疗图标] **治疗**

![2分钟图标] 2分钟治疗

- 颈部 —— 颈动脉按摩（如果血液动力稳定）

![5分钟图标] 5分钟治疗

- 上肢 —— 右侧胸大肌压痛点（锁骨头）：摆位放松术
- 胸部 —— 高速低幅技术

![拓展图标] 拓展治疗

- 头部 —— 迷走神经：OA松解和（或）V型传导技术
- 颈部 —— 斜角肌：摆位放松术和（或）肌肉能量技术
- 颈部 —— 肌筋膜松解术、肌肉能量技术和（或）协调位放松术
- 胸部 —— 肌筋膜松解术、椎旁肌肉直接放松法
- 肋骨功能障碍 —— 肌肉能量技术
- 上肢 —— 胸小肌：摆位放松术和（或）肌筋膜松解术
- 腹部/其他 —— 膈肌
  - ➤ 拱顶技术
  - ➤ 胸腰结合处：协调位放松技术、肌肉能量技术、肌筋膜松解术，高速低幅技术
- 腹部/其他/内脏躯体 —— 心脏Chapman反射点

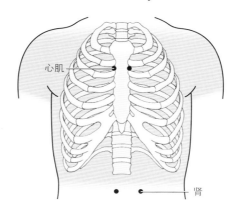

颞颌关节功能紊乱

 基础知识

描述

由颞下颌关节功能障碍或咀嚼肌痉挛引起的一系列症状，通常在下颌运动时关节处出现弹响声，并可能伴有下颌关节疼痛、面部疼痛、头痛、耳痛、颈部疼痛等。

 生理和相关躯体功能障碍

副交感神经系统

- 兴奋：血管舒张和下颌下腺分泌增多
- 面神经（CN VII）
- 舌咽神经（CN IX）
    - ▶ 颅骨错位
    - ▶ 枕乳缝和枕寰关节紧张

交感神经系统

- 兴奋：血管舒张和下颌下腺分泌减少
- T1~T5躯体功能障碍

运动神经系统

- 颏舌–舌下神经（CN XII）；第一颈神经和舌下神经（CN XII）吻合支配的颏舌肌；三叉神经（CN V3）支配的下颌舌骨肌、二腹肌、内侧翼状肌
    - ▶ 压痛点
    - ▶ 紧张和活动受限

 其他躯体功能障碍

- 咽鼓管功能障碍
- 颅骨功能障碍，特别是颞骨不对称
- 淋巴结的淋巴阻塞：耳前淋巴结和耳后淋巴结、下颌淋巴结和颏

下淋巴结、锁骨上淋巴结等
- 颈部至胸骨前筋膜受限导致有压痛点

2分钟治疗

- 头部 —— 翼内肌、颏舌肌、二腹肌的直接抑按

5分钟治疗

- 头部 —— 下颌肌肉能量技术
- 头部 —— 轻柔地按摩
- 颈部 —— 软组织放松、肌筋膜松解术、协调位放松术和（或）高速低幅技术

拓展治疗

- 头部 —— 任何颅骨功能受限
- 头部 —— Muncie 技术
- 头部 —— 耳周淋巴引流技术
- 头部 —— OA 松解
- 颈部 —— 颈前部：肌筋膜松解术
- 腹部或其他 —— 胸骨：摆位放松术、肌筋膜松解术
- 胸部 —— 软组织放松、肌肉能量技术、肌筋膜松解术和（或）高速低幅技术
- 腹部/其他/内脏躯体 —— 耳和（或）鼻窦 Chapman 反射点

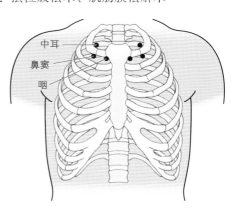

胸廓出口综合征

 基础知识

描述

胸廓出口由前斜角肌、中斜角肌、锁骨、第1肋骨及胸小肌下缘合围而成，其中的臂丛神经和血管受到压迫和刺激后，会导致上肢疼痛和感觉异常。

 生理和相关躯体功能障碍

副交感神经系统

　　不适用

交感神经系统

- 兴奋：肌肉小动脉扩张（类胆碱和 β_2 肾上腺素），肌肉小动脉收缩（ α 肾上腺素）
- T5~T7躯体功能障碍

运动神经系统

- C5~T1躯体功能障碍

 其他躯体功能障碍

- 前斜角肌、中斜角肌紧张、压痛、活动受限
- T1~T2躯体功能障碍
- 第1肋骨和第2肋骨吸气功能障碍
- 锁骨功能障碍
- 上肢肌肉紧张、压痛和活动受限
  - ➤ 胸大肌
  - ➤ 胸小肌
  - ➤ 肩胛提肌
  - ➤ 大圆肌
  - ➤ 小圆肌

➤ 背阔肌

 治疗

 2分钟治疗

- 胸部 —— 高速低幅技术、肌肉能量技术

5分钟治疗

- 第1、第2肋骨——肌筋膜松解术、肌肉能量技术和（或）高速低幅技术
- 上肢 —— 胸小肌：摆位放松技术、肌肉能量技术

拓展治疗

- 颈部 —— 前斜角肌和中斜角肌：肌肉能量技术、摆位放松技术和（或）肌筋膜松解术
- 颈部 —— 协调位放松术、肌筋膜松解术和（或）高速低幅技术
- 胸部 —— 协调位放松术
- 上肢 —— 肌肉紧张伴压痛：摆位放松技术、肌肉能量技术
- 上肢 —— 锁骨：韧带平衡技术、肌肉能量技术

耳鸣

 基础知识

描述

患者自主感知到声音，描述为铃声、嘶嘶声，或者是嗡嗡声。

 生理和相关躯体功能障碍

副交感神经系统

不适用

交感神经系统

不适用

运动神经系统

- 副神经（CN XI）支配胸锁乳突肌
- 三叉神经（CN V3）分支至颞肌
  ➤ 颞骨功能障碍

 其他躯体功能障碍

- 颞颌关节功能障碍
- 咽鼓管功能障碍
- 翼内肌
- 咬肌
- 胸锁乳突肌
- 颅骨功能障碍，特别是颅骨的扭转和侧屈
- 淋巴结的淋巴阻塞：耳前淋巴结、耳后淋巴结、下颌淋巴结、颏下淋巴结、锁骨上淋巴结等

治疗

2分钟治疗

- 头部 —— Muncie 技术
- 头部 —— 耳前淋巴引流技术

5分钟治疗

- 头部 —— 蝶腭神经节刺激
- 头部 —— 颅骨错位的治疗与评估

拓展治疗

- 头部 —— 迷走神经：OA 松解
- 头部 —— 颅骨功能障碍的治疗与评估：第四脑室掌控技术
- 颈椎 —— 肌筋膜松解术、协调位放松术和（或）高速低幅技术
- 头部 —— 二腹肌后腹：摆位放松技术和（或）直接抑按法
- 腹部/其他/内脏躯体 —— 耳的 Chapman 反射点

斜颈

 基础知识

描述

颈部肌肉痉挛收缩引起的颈部僵硬，表现为头偏向一侧，下颌偏向另一侧。受影响的肌肉主要由副神经支配（CN XI）。

 生理和相关躯体功能障碍

副交感神经系统

- 兴奋：血管扩张，伴下颌下腺分泌增多
- 面神经（CNVII），舌咽神经（CN IX）
  - ➤ 颅骨错位
  - ➤ 枕乳缝和枕寰关节紧张

交感神经系统

- 兴奋：血管收缩，伴下颌下腺分泌少量增加
- T1~T5躯体功能障碍

运动神经系统

- 胸锁乳突肌：穿过颈静脉孔和枕骨大孔的副神经（CN XI）

 其他躯体功能障碍

- 颅骨功能障碍，尤其是枕乳缝和枕骨紧张
- 淋巴结的淋巴阻塞：耳前淋巴结、耳后淋巴结、下颌下淋巴结、颏下淋巴结、锁骨上淋巴结等
- 颈前至胸骨的筋膜活动受限，伴有压痛
- 副神经支配的斜方肌痉挛

治疗

2分钟治疗

- 颈部 —— 颈部软组织治疗，重点是胸锁乳突肌

5分钟治疗

- 头部 —— 受限侧枕乳缝V型传导技术
- 头部 —— OA松解

拓展治疗

- 头部 —— OA：肌肉能量技术
- 颈部 —— 软组织放松、肌筋膜松解术、协调位放松术、肌肉能量技术和（或）高速低幅技术
- 颈部 —— 颈前：肌筋膜松解术
- T1~T5 —— 软组织放松、肌筋膜松解术、肌肉能量技术和（或）高速低幅技术
- 上肢 —— 锁骨：协调位放松术、摆位放松术、肌筋膜松解术

尿路感染

 基础知识

描述

从肾脏到输尿管、膀胱、尿道中任何一个部位的感染。

生理和相关躯体功能障碍

副交感神经系统

• 兴奋：输尿管正常蠕动，膀胱收缩（逼尿肌），膀胱括约肌（膀胱三角区）舒张

• 迷走神经
  ➤ OA，AA，C2躯体功能障碍
  ➤ 枕乳缝和寰枕关节紧张

• 盆腔内脏神经

• S2~S4躯体功能障碍
  ➤ 骶骨扭转
  ➤ 骶骨活动减少
  ➤ 骶髂关节疼痛

交感神经系统

• 兴奋：输尿管痉挛，膀胱（逼尿肌）松弛，膀胱括约肌（膀胱三角区）收缩

• T10~L2躯体功能障碍

• 肠系膜上神经节：筋膜受限

• 肠系膜下神经节：筋膜受限

 其他躯体功能障碍

• 坐骨直肠窝和骶骨韧带筋膜受限

• 坐骨直肠窝和骶骨韧带受限

• 肛提肌（耻骨直肠肌，耻尾肌和髂尾肌）受限和压痛

- 髋骨功能障碍
- 腰大肌活动受限和压痛
- 梨状肌活动受限和压痛

 治疗

2分钟治疗

- 骶骨基底抑按
- 头部 —— OA 松解

5分钟治疗

- 下肢 —— 腰大肌：摆位放松术
- 髋骨功能障碍 —— 肌肉能量技术

拓展治疗

- 下肢 —— 梨状肌：摆位放松术、肌肉能量技术
- 髋骨 —— 坐骨直肠窝：肌筋膜松解术
- 颈部 —— 软组织放松、肌筋膜松解术、协调位放松术和（或）高速低幅技术
- 胸部 —— 软组织放松、肌肉能量技术、肌筋膜松解术和（或）高速低幅技术
- 腰部 —— 软组织放松、肌肉能量技术、肌筋膜松解术和（或）高速低幅技术
- 下肢 —— 足泵
- 腹部/其他 —— 神经节受限：肌筋膜松解术
- 骶骨扭转 —— 肌肉能量技术
- 摇骶法
- 腹部/其他/内脏躯体 —— 肾脏、膀胱和输尿管 Chapman 反射点

眩晕 / 迷路炎

 基础知识

描述

前庭迷路的炎症，往往导致头晕、眩晕和耳鸣。

 生理和相关躯体功能障碍

副交感神经系统

不适用

交感神经系统

- T1~T4躯体功能障碍

运动系统

- 支配胸锁乳突肌的脊髓副神经（CN XI）
- 支配颞肌的三叉神经（CN V3）
  - ➤ 颞骨功能障碍

 其他躯体功能障碍

- 咽鼓管功能障碍
- 翼内肌
- 咬肌
- 胸锁乳突肌锁骨部
- 颅骨功能障碍，特别是颅骨的扭转和侧屈
- 淋巴结的淋巴阻塞 —— 耳前和耳后、下颌下、颏下、锁骨上淋巴结

治疗

2分钟治疗

- 头部 —— Muncie技术
- 头部 —— 耳周淋巴引流技术

5分钟治疗

- 头部 —— 蝶腭神经节刺激
- 头部 —— 评估和治疗颅骨错位

拓展治疗

- 头部 —— 迷走神经：OA松解
- 头部 —— 评估和治疗节律性脉冲降低：第四脑室掌控
- 颈部 —— 肌筋膜松解术、协调位放松术和（或）高速低幅技术
- 头部 —— 二腹肌后腹：摆位放松术和（或）直接抑按
- 腹部/其他/内脏躯体 —— 耳的Chapman反射点

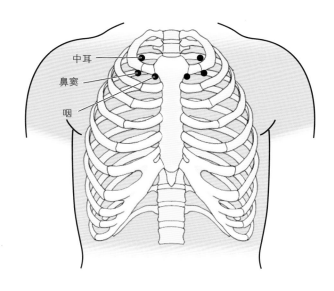

第二部分

结构评估和治疗技术

躯体功能障碍的诊断

躯体功能障碍的概览与诊断

躯体功能障碍被定义为"躯体（身体框架）的某些部位受伤或者是功能改变，包括骨骼、关节、筋膜结构、相关血管、淋巴及神经元"。为方便记忆，整骨医学中常用TART来表示这种变化。

压痛（Tenderness）：通常是指整骨医生用触诊的方法，运用接触或按压，通过医师特殊训练出的敏感，筛查出一些压痛点（唯一的主观因素）。

不对称（Asymmetry）：身体某些部位与对侧相应的部位不对称，包括位置和活动度的不对称，多用于描述由于躯体功能障碍导致的不对称。

活动受限（Restricted motion）：活动范围减少。

组织变性（Tissue texture changes,TTC）：触诊可见的从皮肤到关节周围组织的结构变化，常伴有下列表现：血管扩张、水肿、过软、过硬、挛缩、纤维化，同时还伴有瘙痒、疼痛、压痛、感觉异常等症状。典型的组织变性包括：凹陷、增厚、条索、粘连、硬块、温度或湿度增加或减少。

脊柱的生理活动规律：Fryette原则

1.当胸椎或腰椎处于中立位时，一组椎体侧屈和旋转耦合运动方向相反（椎体朝凸侧方向旋转），称为I型躯体功能障碍或群组功能障碍，因为它是指一组椎体在中立位时产生的功能障碍（椎体没有发生前屈或后伸活动）。

2.当胸椎或腰椎充分前屈或后伸时（非中立位），单个椎体的侧屈和旋转耦合运动发生在同一个方向，称为II型躯体功能障碍或单椎功能障碍，因为它是指一个椎体在屈曲或后伸位时产生的功能障碍。

3.单个椎体在一个平面上活动会修正其他平面上的活动。

脊柱的活动

颈椎

寰枕关节（OA）是颈椎屈伸的初始关节，无论OA处于何种位置，如中立位、屈曲或伸展位，该关节的旋转和侧屈总是发生在相反的方向上。如果枕骨向左侧屈受限，向右旋转将会受限，反之亦然。

寰枢关节（AA，C1~C2）被枢椎的齿突固定，占整个颈椎旋转的50%。

颈椎典型椎（C2~C7）椎体遵守Fryette原则 II，也就是说，旋转和侧屈发生在同一个方向，颈椎在屈伸或旋转活动过程中，没有生理功能过程中的中立位。

胸椎和腰椎

胸椎和腰椎遵守前面描述的Fryette原则

节间活动测试

颈椎

寰枕关节（OA）

1.患者仰卧在治疗床上。

2.医生坐于其头侧。

3.医生的示指指腹放在患者耳前，拇指置于其头顶，中指放在枕骨基底部。

屈/伸

4.缓慢的屈伸患者的枕骨，使枕骨在寰椎上沿耳水平轴做小幅度的屈伸摇动（摇椅样前后摆动），尽量不移动其余椎体。

侧屈和旋转

5.把患者的枕骨交替在寰椎上向左或右侧屈活动，不活动C1~C7椎体。

6.当发现某个方向上的侧屈或旋转两侧不对称时，应当分别在屈曲位，中立位，后伸位上重复做侧屈或旋转，以确定到底是哪个方向的侧屈和旋转耦合运动发生了功能障碍。

寰枢关节（AA，C1~C2）

1.患者仰卧在治疗床上，头部保持中立（如果头部旋转，将会使椎体朝头旋转侧的同向旋转。以下头部保持中立位的理由均同此）。

2.医生坐于其头侧。

3.用示、中指腹找到C1~C2的关节突关节后方。

4.为了定位该关节，使整个颈椎屈曲45°。

5.将头转向左侧，当C2开始活动时停止转患者的头，这个角度就是C1相对C2向左转动的幅度。

6.向右重复同样的动作，以评估C1相对C2向右转动的幅度。

典型颈椎（C2~C7）

旋转

1.患者仰卧在治疗床上，头部保持中立。

2.医生坐于其头侧，用双手示指的指腹放在每个椎体两侧的关节突关节后方，交替向上弹性地顶推双侧的关节突关节，使椎体产生向左或向右的被动旋转活动，评估该椎体向哪一侧旋转较为容易。

（如果某椎体右侧向前移动容易，而左侧向前弹性推动时抵抗感明显，说明该椎体向左旋转，反之亦然。）

侧屈

颈椎典型椎（C2~C7）椎体遵守Fryette原则 II，一旦旋转方式被确定，侧屈也会被确定，也就是说，旋转和侧屈发生在同一个方向。

屈曲 / 后伸

1.患者仰卧在治疗床上，头部保持中立。

2.医生坐于其头侧，用双手示指的指腹放在每个椎体两侧的关节突关节后方。

3.用示指指腹置于关节突关节后方，注意感觉障碍椎的突起和旋转情况。

4.前屈患者头部，注意障碍椎的旋转程度是改善（关节突向后凸起程度变小，向前顶推的阻力变小）或恶化（关节突向后凸起程度增加，向前顶推的阻力变大）。

（如果在前屈位状态下，障碍椎的旋转程度改善，说明该椎体是处于前屈位的功能障碍，如果加重，应该是后伸位的功能障碍。另一种方法，把患者的头抬离床面至一定高度，被动后伸到所要评估的椎体节段，使该椎产生后伸活动，如果障碍椎的旋转在后伸的状态下改善，该椎就被命名为后伸功能障碍。如果加重，则被命名为前屈功能障碍。）

胸椎和腰椎

旋转

1.患者坐位，头部保持中立。

2.如果患者坐位，医生则站于其后，先用两拇指指腹触诊到椎体两侧横突后方，而后逐节段交替向前弹性按压横突，感觉椎体向前旋转的难易程度。

（如果右侧横突按压时向前移动容易，左侧抵抗较明显，说明该节段向左旋转。）

侧摆

1.患者坐位，头部保持中立。

2.医生站于其后，先用两拇指指腹触诊到椎体两侧横突后方，从后侧方弹性按压横突，先左向右，而后交替，使椎体产生侧屈运动。

（如果拇指侧向按压椎体时，从左向右按压时活动程度大，说明该节段向左侧摆，命名为左侧摆功能障碍，反方向的诊断方法相同。）

屈曲/后伸（适用于Fryette原则Ⅱ型功能障碍，如单个节段）

1.患者坐位，头部保持中立。

2.医生站于其后，先找到问题椎，用两拇指指腹置于其两侧横突后方。

3.两拇指触诊出障碍椎体凸起的一侧横突，确认其旋转方向并保持放在该节段不动。

4.让患者慢慢向前弯曲脊柱，注意拇指下的椎体旋转程度是改善（凸起一侧的横突突出程度减轻，向前按压时手下阻力减小）或加剧（凸起一侧的横突突出程度更明显，向前按压时手下阻力增大）。

（如果椎体旋转程度在屈曲位下改善，命名为屈曲功能障碍。如果加重，则命名为后伸功能障碍。另一种方法，患者后伸脊柱到所要评估的椎体节段，如果障碍椎的旋转在后伸的状态下改善，该椎就被命名为后伸功能障碍。如果加重，则被命名为前屈功能障碍。）

聚焦于结构的检查

简介

聚焦于结构的检查是医生根据患者的主诉，针对性地对某些结构的检查，常与其他体格检查手段配合使用，这种检查并非完美，但对于躯体功能障碍患者来说，集中针对结构检查是一个较好的思路，能提高检查的效率。

TART代表4种躯体功能障碍的重要检查内容：

T：组织变性（Tissue texture changes）

A：不对称（Asymmetry）

R：活动受限（Restricted motion）

T：压痛（Tenderness），是唯一的主观指标，需要得到患者的确认

头和颈部不适（包括上呼吸道感染、过敏、头痛、颈痛）

1.头：

    a.通过拱形掌控技术评估颅骨的运动节律；

    b.评估颞颌关节活动度；

    c.触诊颌窦和上颌窦的TART指标；

    d.评估寰枕关节的被动活动。

2.颈椎：

    a.评估主动和被动活动范围（屈/伸，旋转，侧摆）；

    b.评估颈椎的TART指标。

3.胸椎：

    a.评估主动和被动活动范围（屈/伸，旋转，侧摆）；

    b.评估胸椎的TART指标。

4.上肢（肩）：

    a.评估双侧锁骨的被动活动（屈/伸,外展/内收,内/外旋）；

    b.触诊和评估肩胛提肌和斜方肌的TART指标。

5.第1~第4肋骨：

    a.评估主动活动（通过呼吸）和被动活动的范围；

    b.触诊肋骨的TART指标。

心肺症状

尽管聚焦于结构的评估涉及身体多处部位，但应该根据患者的不同诊断重点检查身体的某些部位。

1.头：评估寰枕关节的被动活动。

2.颈椎：评估颈椎的TART指标。

3.胸椎：评估胸椎的TART指标。

4.肋：

a.评估所有肋骨的主动活动（通过呼吸）和被动活动的范围；

b.触诊肋骨，胸骨以及相关的肌肉的TART指标，包括胸大肌、胸小肌、前锯肌和腹内、外斜肌。

5.上肢：

a.肩：评估双侧锁骨的被动活动（屈/伸，外展/内收，内/外旋）。

6.腹部：评估膈肌的主动活动（通过患者的呼吸）。

7.骨盆（与骨盆相关联的原因是腹肌附着在肋骨上）：

a.按压髂前上棘或站立屈曲试验；

b.评估髂前上棘和髂后上棘位置（前/后旋转，内/外翻，上下移动）。

8.下肢：评估下肢是否有水肿。

胃肠道不适

1. 头：评估寰枕关节的被动活动。
2. 颈椎：评估颈椎的TART指标。
3. 胸椎：

    a. 评估胸廓出口的活动度；

    b. 评估胸椎的TART指标。
4. 腹部：评估膈肌的主动活动（通过患者的呼吸）。
5. 骨盆：

    a. 按压髂前上棘或站立屈曲试验；

    b. 评估髂前上棘和髂后上棘位置（前/后旋转，内/外翻，上下移动）。
6. 骶骨：

    a. 坐位前屈试验；

    b. 触诊骶骨底和骶骨双侧外下角（ILAs）。
7. 下肢：

    a. 评估髂胫束的TART指标；

    b. 梨状肌：

        i. 用FAIR试验评估活动度；

        ii. 评估压痛点。

腰痛（包括妊娠改变）

1.胸椎：

    a.评估主动和被动活动范围（屈/伸，旋转，侧摆）；

    b.评估胸椎的TART指标。

2.腰椎：

    a.评估主动和被动活动范围（屈/伸，旋转，侧摆）；

    b.评估腰椎的TART指标。

3.骨盆：

    a.评估髋关节的主动和被动活动范围（屈/伸，外展/内收，内/外旋）；

    b.评估骨盆的TART指标；

    c.按压髂前上棘或站立屈曲试验；

    d.从外部评估盆底肌的活动受限和压痛状况。

4.骶骨：

    a.坐位前屈试验；

    b.触诊骶骨底和骶骨双侧外下角（ILAs）。

    妊娠改变

    c.坐位前屈试验，做该检查时要双膝分开以适应下垂的腹部；

    d.侧卧位状态下触诊骶骨底和骶骨双侧外下角（ILAs）。

5.下肢：

    a.肌肉：

        i.腰大肌：用Thoma试验评估腰大肌的活动范围，评估压痛情况；

        ii.梨状肌：用FAIR试验评估活动度，评估压痛情况；

        iii. 内收肌群：用FAIR试验评估活动度，评估压痛情况；

        iv.腘绳肌：用直腿抬高试验评估活动度，评估压痛情况。

    b.通过比较双侧内踝尖评估双下肢长度。

6.步态评估：评估姿态、步幅的流畅性和稳定性。

下肢痛（包括髋、膝、踝、足）

1. 骨盆：

    a. 评估髋关节的主动和被动活动范围（屈/伸，外展/内收，内/外旋）；

    b. 按压髂前上棘或站立屈曲试验；

    c. 评估髂前上棘和髂后上棘位置。

2. 下肢：

    a. 肌肉：

        i. 腰大肌：用Thoma's试验评估腰大肌的活动范围，评估压痛情况；

        ii. 梨状肌：用FAIR试验评估活动度，评估压痛情况；

        iii. 内收肌群：用FAIR试验评估活动度，评估压痛情况；

        iv. 腘绳肌：用直腿抬高试验评估活动度，评估压痛情况。

    b. 评估腓骨头的活动和压痛（影响膝和踝）；

    c. 评估踝关节的活动和压痛：

        i. 榫状关节（背曲/跖屈）；

        ii. 距下关节（内/外翻）；

        iii. 中足（旋前/旋后）；

        iv. 前足（屈/伸）。

3. 步态评估：评估姿态、步幅的流畅性和稳定性。

上肢痛（包括肩、肘、腕、手）

1.颈椎：

    a.评估主动和被动活动范围（屈/伸，旋转，侧摆）；

    b.评估颈椎的TART指标。

2.胸椎：

    a.评估主动和被动活动范围（屈/伸，旋转，侧摆）；

    b.评估胸椎的TART指标。

3.上肢：

    a.肩：

        i.评估双侧锁骨的被动活动（屈/伸，外展/内收，内/外旋），也可以让患者坐位或侧卧位，按照Spencer技术的7步操作法检查；

        ii.评估双侧锁骨的被动活动（屈/伸，外展/内收，内/外旋）；

        iii.触诊和评估双肩表面肌肉，同时询问患者有无压痛；①肱二头肌、②三角肌、③背阔肌、④胸大/小肌、⑤前锯肌、⑥冈上肌、⑦斜方肌、⑧肱三头肌。

    b.肘/前臂：

        i.评估活动幅度（屈/伸，旋前/旋后）；

        ii.评估桡骨头活动；

        iii.触诊屈、伸状态下的TART指标。

    c.腕：

        i.评估活动幅度（屈/伸，内/外展）；

        ii.触诊TART指标，包括腕骨的位置。

    d.手：触诊TART指标。

4.第1~第8肋：

    a.评估主动和被动活动幅度；

    b.触诊肋骨的TART指标。

治疗技术

OA 松解

   1. 患者仰卧。

   2. 医生坐于治疗床头侧，双手2~4指指腹置于患者枕骨基底部。

   3. 医生用中等力度纵向牵拉头部，以分开寰枕关节，直到感觉到指下的软组织松解。

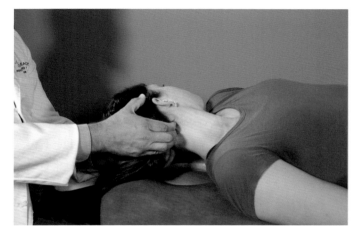

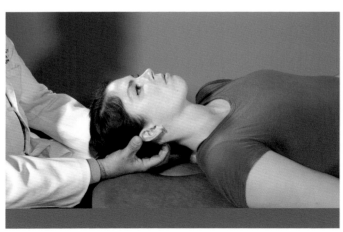

头部 鼻窦轻抚法

额窦

1.患者仰卧。

2.医生坐于治疗床头侧,双手2~4指指腹置于患者双眼眶上缘,两手示指在前额正中线处紧靠。

3.沿前额骨的轮廓向外,同时向两侧缓慢(每个动作耗时约3秒)轻柔地推抹移动,直至眼眶外侧缘止。

4.重复以上动作30~120秒。

上颌窦

1.患者仰卧。

2.医生坐于治疗床头侧,双手拇指(或2、3指)指腹置于患者双眼眶内下缘。

3.沿上颌骨的轮廓(上—内至下—外方向),两侧同时缓慢(每个动作完成约3秒)轻柔地推抹移动,约至上部智齿表面处止。

4.重复以上动作30~120秒。

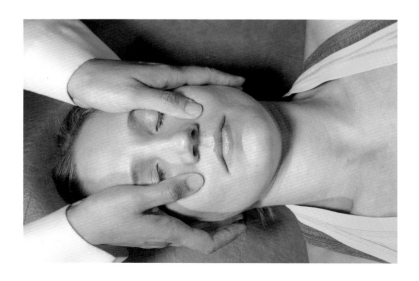

头部 unice 技术

1. 患者仰卧。

2. 医生立于患者体侧。

3. 医生戴手套后，用示指指尖触及患者的腭扁桃体区域。

4. 医生用轻柔、旋转、向外的力量（重点在向下的牵拉力）按揉15~20秒。患者可能会表现出呕吐反射，在操作过程中，嘱患者做短而快的呼吸可减轻这种症状。

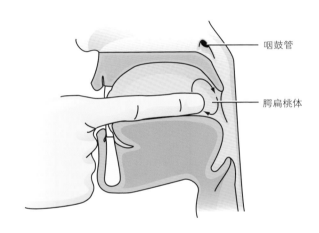

咽鼓管

腭扁桃体

头部 翼状肌放松技术

1. 患者仰卧。
2. 医生立于患者体侧，头侧的手置于患者前额，以固定其头部。
3. 嘱患者缓慢张口。
4. 手戴一次性手套，把示指朝向头侧，放在臼齿和下颌支之间。
5. 施加一个轻柔的向后的力（翼外肌向后上，翼内肌向后下）。
6. 针对翼状肌的紧张，增加压力（应当在患者承受的范围内）。
7. 持续按压10~20秒。

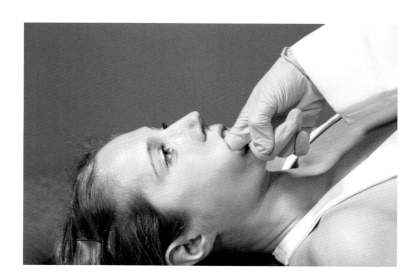

头部 颞颌关节放松法

1.患者坐位。

2.医生站于其前方。

3.让患者张口，下巴放松。

4.戴手套，将双拇指放在下方臼齿上方，其余四指在口外固定住下颌。

5.施加一个向前和向下的牵拉力，把双侧颞颌关节牵拉开，保持10~30秒。

6.让相关的筋膜自己调节放松。

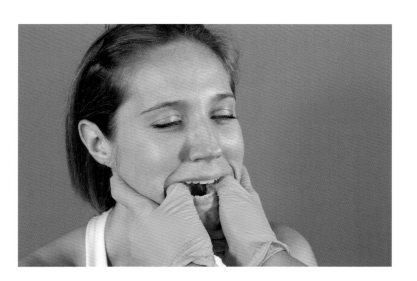

头部 albreath 技术

1. 患者仰卧。
2. 医生立于患者健侧。
3. 一手握住患者下颌骨的下颌支，另一手置于患者前额以固定头部。
4. 指导患者慢慢张口，下巴放松。
5. 把示、中指指腹置于下颌角后面。
6. 医生将患者下颌做向前向内的牵引3~5秒，而后放松。
7. 重复步骤6，3~5次。
8. 重新评估。

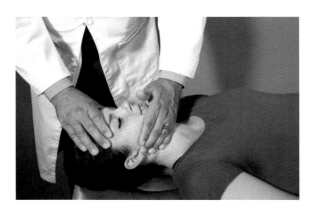

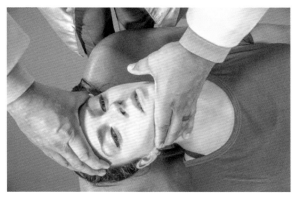

头部 耳廓引流

1. 患者仰卧。

2. 医生立于患者健侧。

3. 一手置于患者前额以固定头部。

4. 医生另一手中指和无名指分开，夹住患侧耳部。

5. 先用轻柔的力量顺时针按揉患侧耳部10~20秒，再用足够深透的力量逆时针按揉患侧耳部10~20秒。

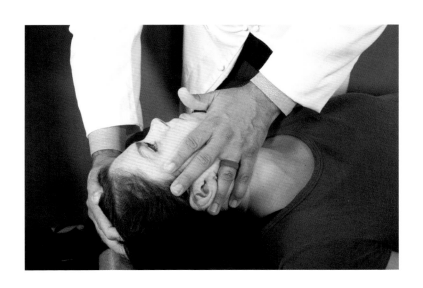

头部 静脉窦引流术

1. 患者仰卧。
2. 坐于患者头侧，双手臂置于治疗床上。
3. 触诊患者颅骨部需要治疗的静脉窦处。
4. 沿静脉窦的走行线路施加一个轻柔的压力，特别是把力集中在紧张的区域，直到感觉手下的组织松解。

    a. 横窦引流：把双手2~4指指腹放在上项线上；

    b. 窦汇：一手托起患者头枕部，中指指腹置于枕骨隆凸上（根据需要，也可以用另一只手固定头部）；

    c. 枕窦：把双手2~4指指腹沿枕骨中线，放在从枕骨隆凸到枕下组织的部位；

    d. 上矢状窦：双手2~4指指腹沿人字缝的正中缝，向人字缝的冠状缝方向分开牵拉3~5秒，重复操作直到感觉手下的组织松解。

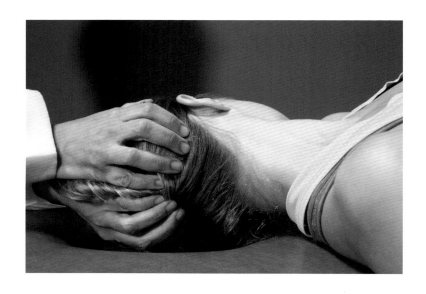

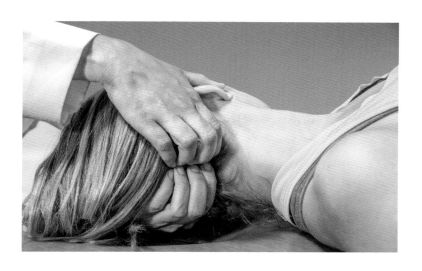

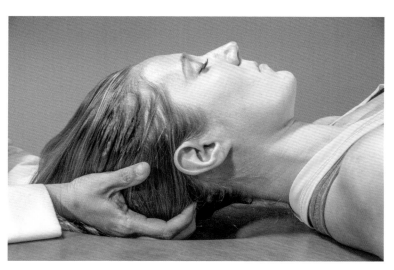

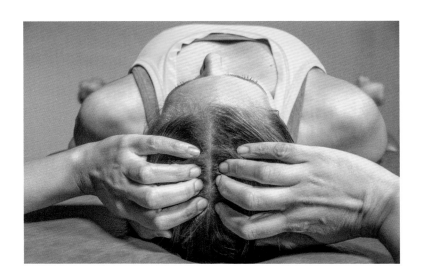

1.患者仰卧。

2.医生坐于治疗床头侧。

3.双手呈杯状，手指相互重叠。

4.用双手托起患者头部，双手大鱼际正对枕乳缝内侧，手指放在枕骨基底部，支撑患者枕骨。

5.利用颅骨的节律性蠕动，在枕骨伸展时，医生的手顺着枕骨移动，在屈曲时，双手施加对抗力，直到静息点出现时停止。

6.托住颅骨，使其处于静息点体位几个周期。

7.在静息点处松开双手，使枕骨恢复到正常的屈曲/伸展运动。

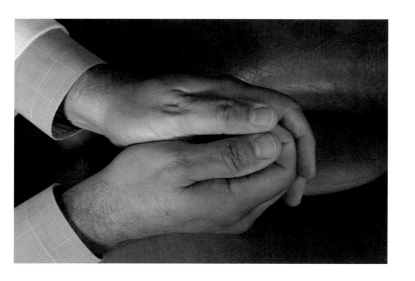

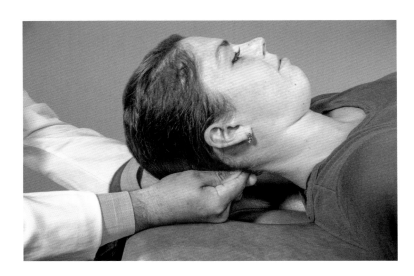

颈部 摆位放松术：颈前压痛点

1. 患者仰卧。

2. 医生坐于患者头侧，并定位其颈前压痛最明显的点。

3. 用示指标记颈前压痛点（定位手在治疗过程中不能离开该点）。

4. 先把患者调到他认为疼痛达到100%的体位。

5. 医生用另一只手扶住患者枕骨，为调整头部位置改变提供必要的支撑。

6. 将患者头部置于屈曲位，略微向压痛点对侧侧屈、旋转。如果要调整C7前方的压痛点，体位的摆放应该是朝向该点同侧侧屈，同时朝对侧旋转。

7. 不断调整，直到找到使疼痛降低到最小的位置，至少使疼痛程度减少到原来的30%。

8. 保持该体位90秒，或直到医生感到手下的软组织松解。

9. 医生将患者头部恢复至中立位，避免在这个过程中让患者主动用力。

10. 重新评估。

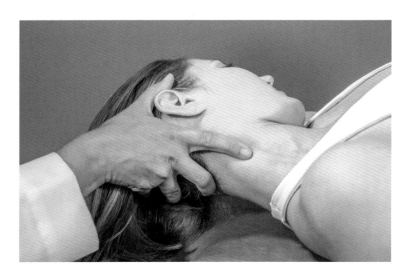

颈部 协调位放松术：颈前部压痛点

步骤1~3与摆位放松技术相同。

1.找到能使疼痛降低到最小的位置后，在患者头顶施加一个通过颈部长轴的挤压力，并把力引导到疼痛的颈椎节段。

2.保持该体位3~5秒，直到疼痛处软组织松解。

3.医生将患者头部恢复至中立位（避免患者自己用力），同时释放挤压力。

4.重新评估。

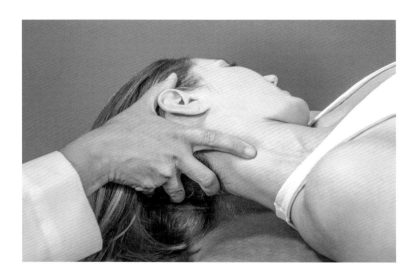

颈部 摆位放松术：颈后压痛点

1. 患者仰卧。

2. 医生坐于患者头侧，并定位其颈后压痛最明显的点。

3. 用示指标记颈后压痛点（定位手在治疗过程中不能离开该点）。

4. 先把患者调到他认为疼痛达到100%的体位。

5. 医生用另一只手扶住患者枕骨，为调整头部位置改变提供必要的支撑。患者的头部根据需要可能要抬离床面，以进一步后伸颈部。

6. 将患者头部置于伸展位，略微向压痛点对侧侧屈、旋转。但是，C1后方的压痛点治疗应当屈曲颈部。

7. 不断调整，直到找到使疼痛降低到最小的位置，至少使疼痛程度减少到原来的30%。保持该体位90秒，或直到医生感到手下的软组织松解。

8. 医生将患者头部恢复至中立位，避免在这个过程中让患者主动用力。

9. 重新评估。

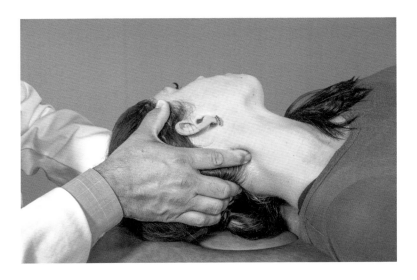

165

颈部 协调位放松术：颈后压痛点

步骤1~3与摆位放松技术相同。

1. 找到能使疼痛降低到最小的位置后，在患者头顶施加一个通过颈部长轴的挤压力，并把力引导到疼痛的颈椎节段。

2. 保持该体位3~5秒，直到疼痛处软组织的松解。

3. 医生将患者头部恢复至中立位（避免患者主动用力），同时释放挤压力。

4. 重新评估。

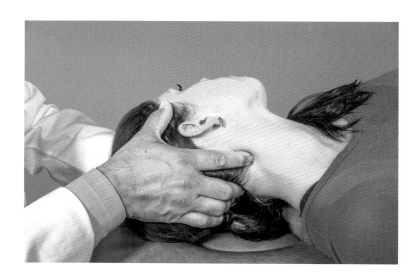

颈部 肌肉能量技术：C2~C7（典型）

1.患者仰卧。

2.医生立于患者头侧，将示指掌指关节放在患侧的有功能障碍的关节突关节上。

3.屈曲或伸展患者颈部到功能障碍节段。

4.使患者头部向旋转功能障碍的对侧旋转。

5.使患者颈椎向旋转功能障碍侧侧弯。

6.进一步旋转和侧弯患者颈椎，在达到运动受限点时，维持必要的伸展或屈曲。

7.嘱患者将头部转向患侧，与医生对抗，做等长抗阻3~5秒。

8.嘱患者休息。

9.1秒后，重复以上步骤，每次都使患者颈椎向旋转受限侧旋转的更多一些。

10.3~5个周期操作结束后，将患者颈椎向运动受限点方向做一次最终的牵伸。

11.嘱患者回到中立位，重新评估功能障碍节段的对称性和活动情况。

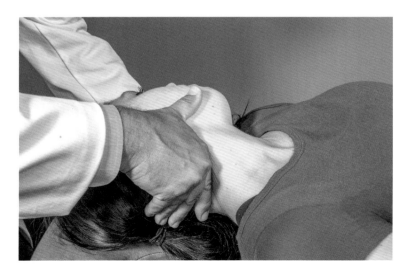

颈部 肌肉能量技术：AA（非典型）

1.患者仰卧。

2.医生坐于患者头侧，一经判明寰枢关节的运动受限情况后，就要使颈椎恢复到中立位，以避免损伤齿突。

3.将示指掌指关节置于患侧寰枢关节处，拇指抵住下颌骨或颧骨突起处。

4.向患侧的对侧旋转颈部，并触及运动受限点。

5.嘱患者将头部转向患侧，与医生的手对抗用力，做等长抗阻3~5秒。

6.嘱患者休息。

7.1秒后，把患者的头部进一步旋转，达到新的功能障碍位置。

8.重复步骤3~6，每次都使患者颈椎更进一步达到运动受限点。

9.3~5个周期操作结束后，将患者颈椎向运动受限方向做一次最终的牵伸。

10.嘱患者回到中立位，重新评估功能障碍节段的运动。

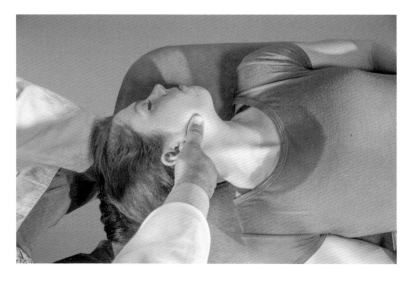

颈部 肌肉能量技术：OA（非典型）

1.患者仰卧。

2.医生立于患者头侧，将示指掌指关节置于旋转受限侧。

3.将患者寰枕关节向侧弯受限侧的对侧侧弯。

4.将患者头部向旋转受限侧的对侧旋转。

5.将患者头部向屈曲/伸展受限侧的反方向屈曲/伸展。

6.指导患者将头部转向患侧，与医生对抗，做等长抗阻3~5秒。

7.嘱患者休息。

8.1秒后，把患者的头部进一步旋转，达到新的功能障碍位置。

9.重复步骤3~6，每次都使患者颈椎更进一步达到运动受限点。

10.3个周期操作结束后，将患者颈椎向运动受限方向做一次最终的牵伸。

11.嘱患者回到中立位，重新评估功能障碍节段的运动。

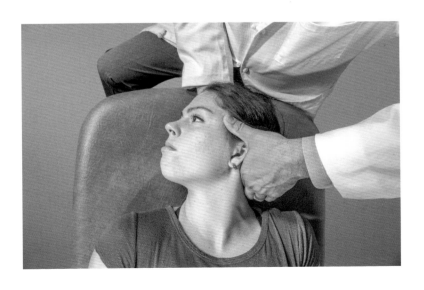

颈部 软组织：垂直牵伸

1. 患者仰卧。

2. 医生坐或站立于患者体侧靠近颈段。

3. 医生一只手置于患者额头，以固定其头部；另一只手置于对侧颈椎的椎旁肌肉处。

4. 施加足够的力量以抵住深筋膜。

5. 向外前方牵引椎旁软组织（垂直于脊柱长轴），每个周期约持续3秒。

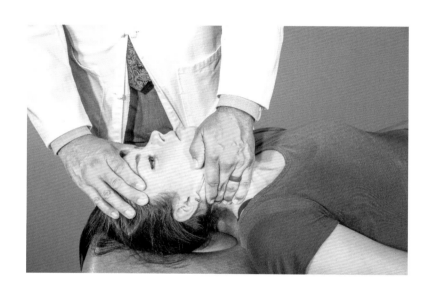

颈部 软组织：纵向牵伸

1.患者仰卧。

2.医生坐或站立于患者头侧。

3.医生将双手分别置于患者颈后两侧椎旁肌肉处，施加足够的力量以抵住深筋膜。

4.长轴牵引颈椎（平行于脊柱长轴），每个周期约持续3秒。

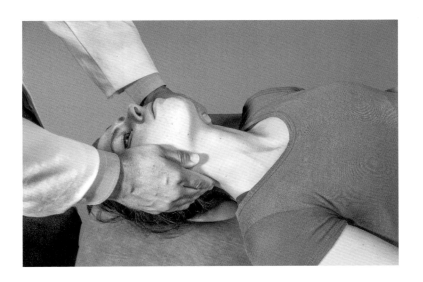

颈部 高速低幅技术：C2~C7（典型）

（旋转扳法）

1. 患者仰卧。

2. 医生立于患者头侧，以一只手示指掌指关节抵住患侧颈椎功能障碍节段的关节突关节。

3. 将患者头部屈曲到受限椎节段。

4. 再将患者头部向旋转受限侧的对侧旋转。

5. 进一步侧弯、旋转患者头部，直到医生的掌指关节抵住受限椎的关节突关节。

6. 通过关节突关节，施加一个旋转扳法。

7. 使患者头部慢慢回到中立位。

8. 重新评估该节段的运动。

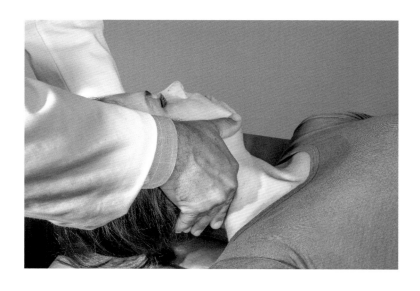

172

颈部 高速低幅技术：AA（非典型）

1. 患者仰卧。
2. 为避免损伤齿状突，颈部勿屈曲。
3. 医生坐于患者头侧，将（发力手）示指掌指关节抵住患侧寰椎横突。
4. 旋转患者头部，直到运动受限点。
5. 通过运动受限点，施加一个旋转推冲力。
6. 重新评估该节段的运动。

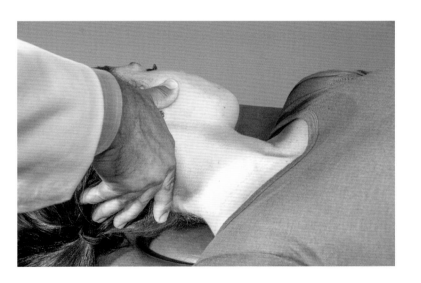

颈部 高速低幅技术：OA（非典型）

1. 患者仰卧。
2. 医生立于患者头侧,将示指掌指关节抵住旋转受限侧的枕骨部。
3. 向旋转受限侧侧屈寰枕关节。
4. 向旋转受限侧的对侧旋转寰枕关节。
5. 在寰椎枕骨髁上屈曲或伸展患者头部, 直到运动受限点。
6. 向同侧眼睛方向, 施加一个旋转扳法。
7. 使患者头部缓慢回到中立位。
8. 重新评估该节段运动。

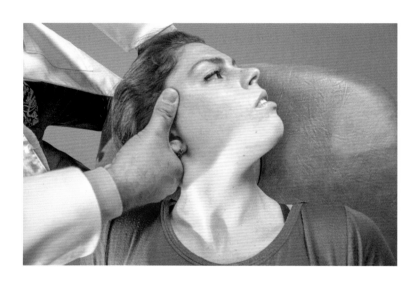

胸部 坐位前屈关节技术

1.医生站于患者前方，稍微侧向一边（如果你用的是升降床，降低床以便患者的头项处于你的下巴下缘水平）。

2.嘱患者前倾身体，双上肢交叉状态下，双手向前分别放在医生的双肩上，患者身体尽量在身体的中线上。

3.医生的双手绕过患者身体两侧，手指指腹分别放在患者要治疗节段的椎体横突上。

4.医生在需要治疗的节段后方，施加一个由后向前的小幅度弹性按压力，治疗持续20~40秒。

胸部 摆位放松术：前侧压痛点

T1~7前方

1. 患者仰卧。
2. 医生立于患者头侧。
3. 医生用示指定位在压痛点（定位手在治疗过程中不能离开该点）。
4. 不管患者此时感觉如何疼痛，医生都要通过按压找到最痛的点，并以此时的疼痛作为100%参考值，嘱患者记住此时的疼痛程度。
5. 医生用手抬起患者头部，或用弯曲的膝关节抵住患者胸段，屈曲或伸展患者颈部，直到找到能最大程度缓解疼痛的位置（患者反馈疼痛至少减轻70%）。
6. 缩短周围的肌肉可能会减轻疼痛，可通过以下途径达到：
   a. 侧屈颈椎或胸椎；
   b. 活动上肢：外展/内收，内旋/外旋。
7. 多次调整姿势，以达到在该体位下疼痛程度低于最初疼痛程度的30%。
8. 保持该体位90秒或直到感觉手指下的组织放松。
9. 将患者慢慢恢复到中立位，医生定位的手指不动。
10. 重新评估压痛点。

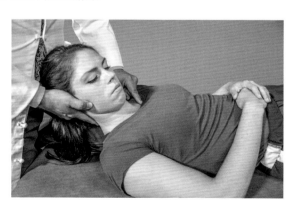

T8~12前方

1.患者仰卧。

2.医生立于患者头侧。

3.医生用示指定位在压痛点（定位手在治疗过程中不能离开该点）。

4.不管患者此时感觉如何疼痛，医生都要通过按压找到最痛的点，并以此时的疼痛作为100%参考值，嘱患者记住此时的疼痛程度。

5.医生用手抬起患者头部，或者用弯曲的膝关节抵住患者胸段，屈曲或伸展患者颈部，直到找到能最大程度缓解疼痛的位置（患者反馈疼痛至少减轻70%）。

6.医生把靠近患者尾侧的脚踩在治疗床上，把患者的下肢放在医生的大腿上，增加患者髋关节的屈曲程度，直到找到痛点的疼痛减轻最明显的体位（额外的侧屈和旋转可能会有助于疼痛的减轻）。可以通过向医生身体的方向转动患者膝部（转动患者脊柱），或是拉住患者踝部向医生身体的方向移动（侧屈患者膝部）。

7.多次调整姿势，以达到在该体位下疼痛程度低于最初疼痛程度的30%。

8.保持该体位90秒或直到感觉手指下的组织放松。

9.将患者慢慢恢复到中立位，医生定位的手指不动。

10.重新评估压痛点。

胸部 摆位放松术： 后侧压痛点

T1~4后方

1.患者俯卧位，头、颈、上背部位于治疗床边。

2.医生坐于患者头侧，患者头部置于治疗床的呼气孔内，防止头部后伸。

3.医生用示指定位在压痛点（定位手在治疗过程中不能离开该点）。

4. 不管患者此时感觉如何疼痛，医生都要通过按压找到最痛的点，并以此时的疼痛作为100%参考值，嘱患者记住此时的疼痛程度。

5.后伸患者头、颈和上背部，使其到达功能障碍节段，医生还可通过进一步侧屈和转动患者的头和颈来减少痛点的疼痛程度。

6.多次调整患者体位，力争使疼痛程度达到小于原有疼痛程度的30%。

7.保持该体位90秒或直到感觉手指下的组织放松。

8.将患者慢慢恢复到中立位，医生定位的手指不动。

9.重新评估压痛点。

T5~9后方

1.患者仰卧。

2.医生坐于患者痛点集中的一侧。

3.嘱患者把头/颈向痛点的对侧旋转。

4.医生用示指定位在压痛点（定位手在治疗过程中不能离开该点）。

5.不管患者此时感觉如何疼痛，医生都要通过按压找到最痛的点，并以此时的疼痛作为100%参考值，嘱患者记住此时的疼痛程度。

6.医生另一手朝向后下方抬起患者对侧的肩部，产生一种与痛点所在位置相反方向的后伸、旋转和侧屈。

7.多次调整患者体位，力争使疼痛程度达到小于原有疼痛程度的30%。

8.保持该体位90秒或直到感觉手指下的组织放松。

9.将患者慢慢恢复到中立位，医生定位的手指不动。

10.重新评估压痛点。

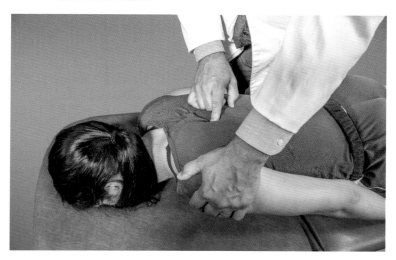

T10~12后方

1.患者仰卧。

2.医生立于患者头侧。

3.医生用示指定位在压痛点（定位手在治疗过程中不能离开该点）。

4. 不管患者此时感觉如何疼痛，医生都要通过按压找到最痛的点，并以此时的疼痛作为100%参考值，嘱患者记住此时的疼痛程度。

5.医生另一手托住疼痛点同侧的髂前上棘，向上抬起使骨盆后伸并旋转。

6.多次调整患者体位，力争使疼痛程度达到小于原有疼痛程度的30%。

7.保持该体位90秒或直到感觉手指下的组织放松。

8.将患者慢慢恢复到中立位，医生定位的手指不动。

9.重新评估压痛点。

胸部 肌肉能量技术： FRYETTE Ⅰ型

1. 患者坐位。
2. 医生立于患者后方。
3. 嘱患者握住肘关节。
4. 医生将一手大鱼际置于障碍椎的旋转侧。
5. 医生用另一只手穿过健侧腋窝下方，握住患侧上臂。
6. 侧弯并旋转（与障碍椎相反）患者，直至运动受限点。
7. 嘱患者胸部向中立位旋转，对抗医生所施加的阻力。
8. 保持3~5秒，然后放松。
9. 停止1~2秒。
10. 重复步骤6~8，操作3~5次。
11. 向运动受限方向做最后的牵伸，再恢复到中立位。
12. 重新评估。

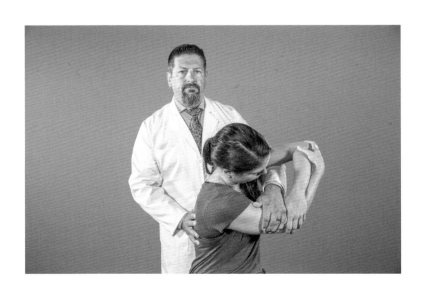

胸部 肌肉能量技术： FRYETTE II型

1.患者坐位。

2.医生立于患者后方。

3.嘱患者握住肘关节。

4.医生将一手大鱼际置于障碍椎的旋转侧。

5.医生用另一只手跨过健侧上臂，握住患侧上臂。

6. 侧弯并旋转（侧弯与旋转方向与障碍椎相同）患者，直至运动受限点。

7.嘱患者胸部向中立位旋转，对抗医生所施加的阻力。

8.保持3~5秒，然后放松。

9.停止1~2秒。

10.重复步骤6~8，操作3~5次。

11.向运动受限方向做最后的牵伸，再恢复到中立位。

12.重新评估。

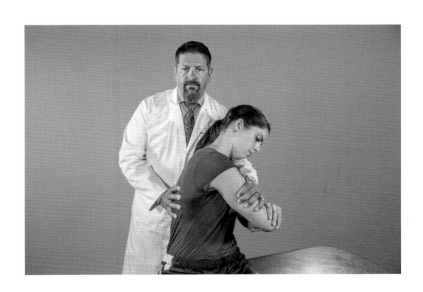

胸部 软组织：垂直牵伸

1.患者俯卧。

2.医生立于患者健侧，将双手置于患侧椎旁肌肉处，使大、小鱼际垂直于患者脊柱。

3.对椎旁肌肉进行侧向牵伸约3秒，或直到感觉患者肌筋膜松解。

4.对功能障碍各节段进行重复操作。

5.重新评估。

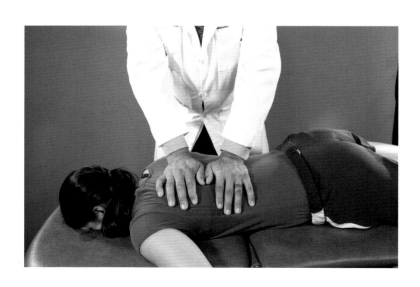

胸部 T1~T5 高速低幅技术：全 Nelson 式

1.患者坐位。

2.医生立于患者后方，升高治疗床，直至患者头部刚好位于医生鼻子下方。

3.让患者外展双臂（或双手相扣置于颈后）。

4.医生双手穿过患者腋下，然后握住其前臂。

5.嘱患者双手扣住医生双手。

6.医生降低上身，用自己的胸骨靠住患者背部旋转障碍处，医生发的矫正力通过胸骨作为支点传到目标椎体。

7.医生双手内扣，充分使胸骨接触到患者背部。

8.嘱患者双肘向前向下用力（但患者不能紧扣对抗医生的手臂）

9.医生向后上方45°提起患者，并用胸骨施加一个推冲力。

10.重新评估。

注意：确保治疗床高度与医生身高相适应。

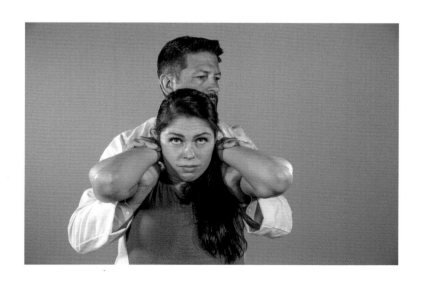

胸部 高速低幅技术：仰卧位双臂冲压（Kirksville）

1.患者仰卧。

2.医生立于健侧。如果用的是升降床，把床降到膝关节平面。

3.患者双臂交叉置于胸前，患侧手臂在上。

4.将患者朝向医生转动，医生将大鱼际置于要治疗椎体的横突部。

5.将患者身体转回，压在医生手上，将患者双肘收紧并向下，使其上方肘关节的外侧面抵住医生上腹部。

6.医生将另一只手置于患者头后，以便屈曲和侧弯患者上半身。

7.调整患者上半身侧弯的角度，以达到受限点。

8.医生紧紧控制住患者，并嘱其深吸气与呼气。

9.在患者呼气末，医生上腹部施加一个快速向下的冲压力（向医生大鱼际方向）。

10.重新评估。

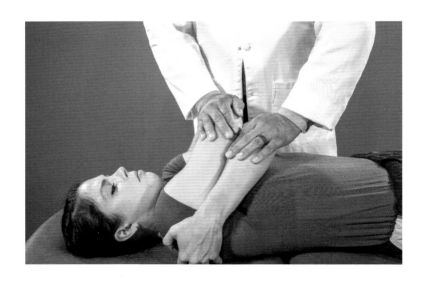

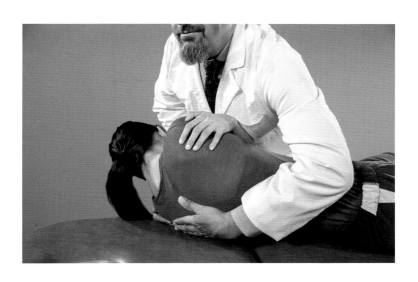

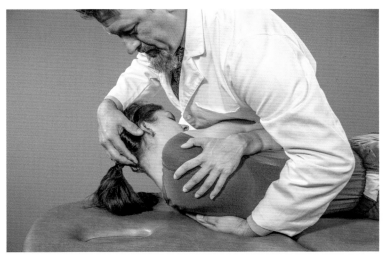

胸部 高速低幅技术: 俯卧位双臂冲压（Texas）FRYETTE II 型

1.患者俯卧。

2.医生立于患侧，将一手小鱼际置于患侧横突稍下方。

3.将另一只手置于健侧同一胸椎的横突稍上方。

4.在准备发力前，医生双手向相反方向推开覆盖于治疗椎上的软组织。

5.双手推开软组织后，将大鱼际/小鱼际贴在治疗节段的横突处。

6.医生锁定双臂，在推冲过程中要维持住压力。

7.指导患者深呼吸。

8.在呼气末施加一个向前的冲压力。

9.重新评估。

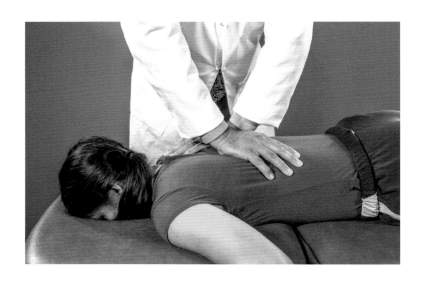

胸部 高速低幅技术: 俯卧位双臂冲压（Texas）FRYETTE I 型

1. 患者俯卧。
2. 医生立于患侧，将一手小鱼际放置于患侧横突稍上方。
3. 将另一只手置于健侧同一胸椎横突稍下方。
4. 在准备发力前，医生双手向相反方向推开覆盖于治疗椎上的软组织。
5. 双手推开软组织后，将大鱼际/小鱼际贴在治疗节段的横突处。
6. 医生锁定双臂，维持压力。
7. 指导患者深呼吸，在呼气末施加一个冲压力。
8. 重新评估。

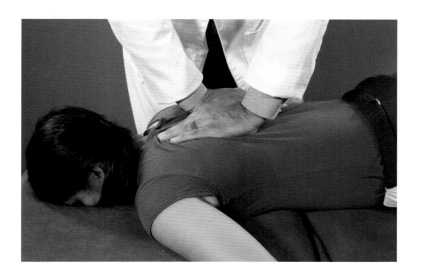

胸部 筋膜松解术直接法：胸肌牵伸

1. 患者仰卧。
2. 医生立于床头，嘱患者双上肢稍外展。
3. 医生双手抓握患者胸肌外侧，向前上方缓慢牵伸。
4. 保持30秒，放松。
5. 重复3~5次。

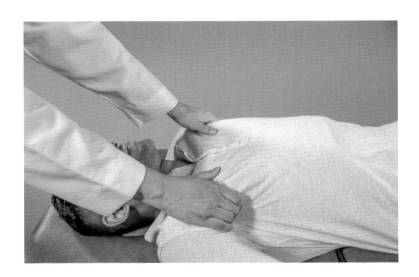

胸部 淋巴引流技术: 胸泵

1. 患者仰卧。

2. 医生立于患者头侧，嘱患者双上肢稍外展。

3. 医生大拇指贴近患者胸骨和锁骨下方，双手掌置于其第2~第5肋前外侧（对于女性患者，医生要把乳房组织推向下方，用拇、示两指的边缘接触肋骨）。

4. 嘱患者头偏向一侧，用嘴深呼吸。

5. 在患者呼气时，向后下方施加压力，加强患者呼气功能。

6. 以每秒2次的频率泵压患者胸廓，持续3~5秒，然后停止泵压，持续用力按在胸廓上。

7. 嘱患者再次深呼吸，吸气时医生给予阻力，然后让患者呼气。

8. 重复步骤5~7，治疗3~5次。

9. 最后一次泵压结束后，嘱患者再次深呼吸，当吸气开始时，医生迅速移开双手，彻底解除胸腔的外在压力。这种快速的解除外界压力，可以增加胸腔内压，改善肺不张和肺内黏液阻塞情况。

10. 再次评估肋骨活动度。

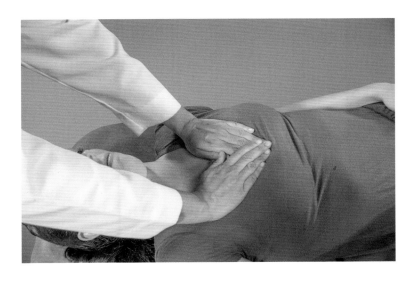

腰部 摆位放松术：腰前压痛点（General）

1. 患者仰卧。

2. 医生立于患者患侧。

3. 医生用示指定位在压痛点（定位手在治疗过程中不能离开该点）。

4. 不管患者此时感觉如何疼痛，医生都要通过按压找到最痛的点，并以此时的疼痛作为100%参考值，嘱患者记住此时的疼痛程度。

5. 医生的一只脚踩在治疗床上，使患者双下肢屈髋屈膝，将交叉的双下肢置于医生的膝关节上。

6. 屈曲患者的膝和髋，调整腰椎活动到所要治疗的椎体平面，利用下肢屈髋屈膝运动，使患者的腰椎侧屈和旋转，以降低疼痛程度。

7. 多次调整患者体位，力争使疼痛程度达到小于原有疼痛程度的30%。

8. 保持该体位90秒或直到感觉手指下的组织放松。

9. 将患者慢慢恢复到中立位，医生定位的手指不动。

10. 重新评估压痛点。

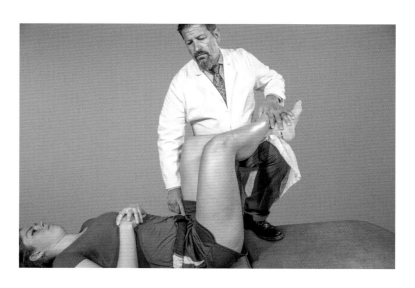

腰部 摆位放松术：腰后压痛点（GENERAL）

1.患者俯卧。

2.医生立于患者健侧，用位于患者头侧方向的示指置于腰后压痛点上。

3.医生用示指定位在压痛点（定位手在治疗过程中不能离开该点）。

4.不管患者此时感觉如何疼痛，医生都要通过按压找到最痛的点，并以此时的疼痛作为100%参考值，嘱患者记住此时的疼痛程度。

5.医生屈曲患者的患侧膝关节（也可以站在患侧，用一只脚踩在治疗床上，用屈曲的膝关节支撑患者的下肢）。

6.用尾侧手托起患者屈曲的膝关节。

7.后伸、外展或外旋患侧髋关节，以使疼痛的程度减轻。

8.多次调整患者体位，力争使疼痛程度达到小于原有疼痛程度的30%。

9.保持该体位90秒或直到感觉手指下的组织放松。

10.将患者慢慢恢复到中立位，医生定位的手指不动。

11.重新评估压痛点。

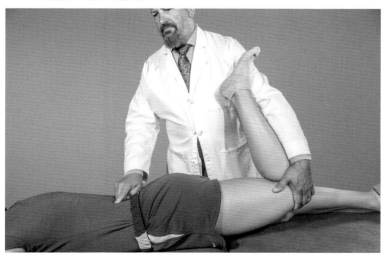

腰部 肌筋膜松解术直接手法：垂直拉伸

1.患者俯卧。

2.医生立于患者健侧，将双手置于患侧脊旁肌肉上，掌根（大鱼际和小鱼际）与脊柱垂直。

3.侧向拉伸脊柱旁肌肉3秒，然后松开压力。

4.按一定的节律反复操作1~2分钟，直至感到此处肌筋膜已放松（另一种方法，按压后保持压力持续作用15~30秒，直至感到此处肌筋膜放松）。

5.在腰部不适的各个节段重复做此动作。

6.再次评估。

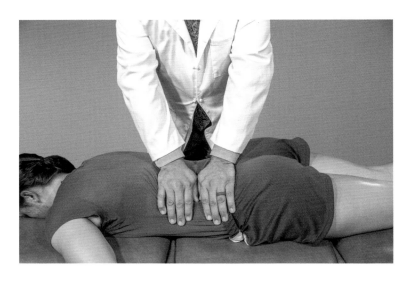

腰部 肌肉能量技术：FRYETTE Ⅰ型

1.患者取坐位。

2.医生立于患者后方。

3.患者双侧前臂交叉抱肘置于胸前。

4.医生一手大鱼际置于腰椎凸侧，即障碍椎的旋转侧。

5.另一手经患者前方绕过患者交叉的双臂。

6.以手抓握患者的上臂（功能障碍椎的旋转侧上臂）。

7.使者腰椎前屈，直到医生置于腰部患椎的手感觉该椎体活动（如果患椎为高位腰椎，可能要患者前屈头部）。

8.侧弯并旋转患者躯干（应当朝患椎障碍位的反方向），直至阻力点。

9.把患者的身体向后略旋转，与抵住患椎的手形成对抗力（与放在旋转椎上医生的大鱼际对抗）。

10.患者维持住对抗力3~5秒，然后放松。

11.暂停1~2秒。

12.侧弯并旋转患者躯干，到达新的阻力位。

13.重复步骤8~11，3~5遍。

14.把患者的身体朝向新的功能障碍位做最后的牵拉，而后将患者的上身摆回中立位。

15.再次评估。

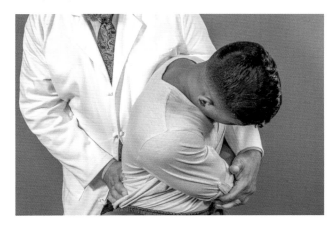

1.患者取坐位。

2.医生立于患者后方。

3.患者双侧前臂交叉抱肘置于胸前。

4.医生一手大鱼际置于腰椎凸侧，即障碍椎的旋转侧。

5.另一手经患者前方绕过患者交叉的双臂，以手抓握患者的上臂（功能障碍椎的旋转侧上臂）。

6.使患者腰椎前屈或后伸，直到医生置于腰部患椎的手感觉该椎体活动。

7.侧弯并旋转患者躯干（应当朝患椎障碍位的同向），直至阻力点。

8.把患者的身体向后略旋转，与抵住患椎的手形成对抗力（与放在旋转椎上医生的大鱼际对抗）。

9.患者维持住对抗力3~5秒，然后放松。

10.暂停1~2秒。

11.侧弯并旋转患者躯干，到达新的阻力位。

12.重复步骤8~11，3~5遍。

13.把患者的身体朝向新的功能障碍位做最后的牵拉，而后将患者的上身摆回中立位。

14.再次评估。

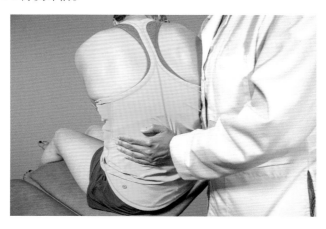

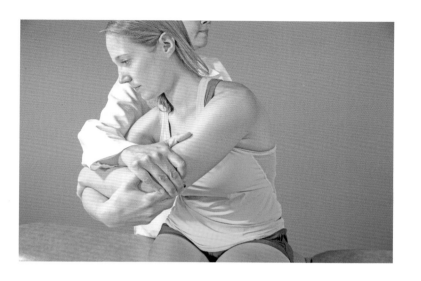

腰椎 高速低幅技术：腰椎斜扳

1.医生面向患者站立。

2.患者侧卧，患侧在上。

3.使患者双下肢屈髋屈膝，同时医生用头侧手触诊监测腰椎受限节段（上段腰椎要求患者身体髋膝屈曲程度更大）。

4.医生调整屈髋屈膝幅度，直至手下感觉腰椎受限节段的运动。

5.嘱患者将位于下面的腿伸直，上面的腿保持屈曲。

6.医生交换手，使尾侧的手定位在患者椎上。

7.抓住患者健侧上肢近腋窝处，使患者躯干旋转，尽可能使胸背部平躺在治疗床上（转至面部朝上）。

8.嘱患者双手抓握住对侧肘关节。

9.医生头侧手穿过患者腋下，前臂置于患者肋骨，以保持患者躯干的姿势。

10.医生尾侧前臂置于患侧髂嵴上。

11.旋转患者腰椎，通过扭转放松腰部。

12.嘱患者做深呼吸，在呼气过程中，医生尾侧前臂随着呼气的节奏下压，使患者腰椎运动到阻力位。

13.医生利用自身重力，尾侧前臂施加向前下方的推冲力。

14.将患者恢复到中立位。

15.再次进行评估。

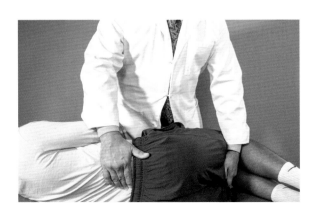

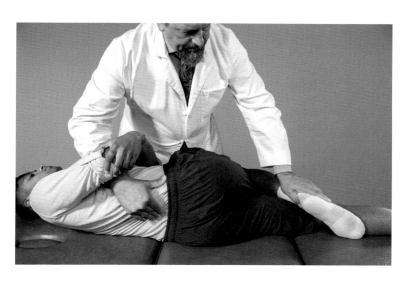

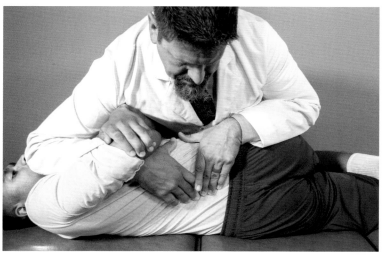

骶骨 关节技术

1. 患者仰卧。
2. 医生站于患侧。
3. 嘱患者屈膝屈髋。
4. 医生位于头侧的手置于S2下面。
5. 尾侧手握住患者膝部，被动屈膝屈髋使活动点到达S2水平。
6. 外展髋关节直到医生感觉到障碍位。
7. 在膝关节处施加一个中度的压力，保证股骨头回到髋臼内。
8. 在保持住压力的情况下，向外转摇髋关节。
9. 接上式，在保持住压力的情况下，向内转摇髋关节。
10. 重复步骤8~9，3~5遍，直到活动度改善。
11. 再次评估。

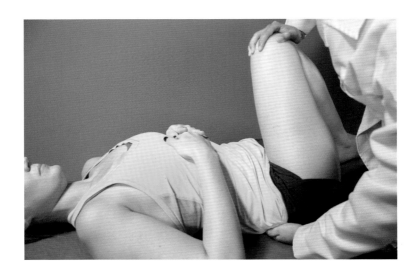

骶骨 肌肉能量技术：双侧骶骨屈曲

1.患者俯卧。

2.医生站于其骨盆侧。

3.医生的一只手掌根置于骶骨基底部,指尖朝向患者尾骨方向,另一手叠放于上以增加压力。

4.嘱患者深呼吸。

5.当患者深吸气时,医生的双手顺着骶骨节律,增加其反点头(后伸)动作。

6.当患者呼气时,用力下压,力点作用于尾骨端,抵抗骶骨的点头(前屈)运动。

7.随着患者每一次的深呼吸,用力方式均为增加其骶骨的反点头运动,抑制骶骨点头运动。

8.重复步骤4~7,3~5遍。

9.再次评估骶骨活动。

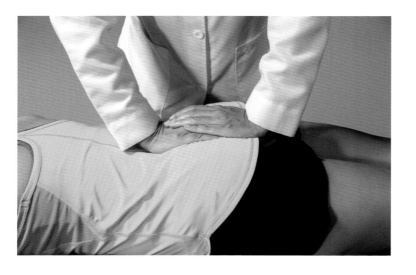

骶骨 肌肉能量技术：双侧骶骨后伸

1.患者俯卧。

2.医生站于其骨盆侧。

3.医生的一只手掌根置于骶骨基底部，指尖朝向患者尾骨方向，另一手叠放于上以增加压力。

4.嘱患者深呼吸。

5.当患者深吸气时，医生的双手施加适当的压力，抵抗其反点头（后伸）动作。

6.当患者呼气时，用力下压，顺着骶骨节律，帮助其完成点头动作。

7.随着患者每一次的深呼吸，用力方式均为呼气时增加其骶骨的点头运动，吸气时抑制骶骨反点头运动。

8.重复步骤4~7，3~5遍。

9.再次评估骶骨活动。

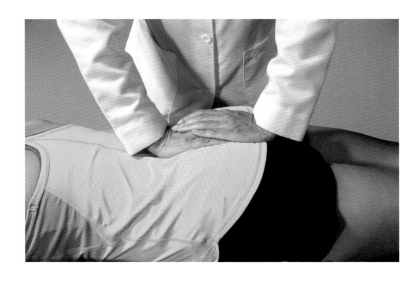

骶骨 肌肉能量技术：向前扭转

以骶骨在右斜轴上向右旋转为例（R on R）：

1. 患者侧卧位，斜轴侧（右侧）在上（远离治疗床）。

2. 医生面对患者站立，患者双下肢屈髋屈膝90°。

3. 让患者右臂向后，带动躯干旋转至胸部朝上。

4. 头侧手触摸监控骶骨底（左侧）。

5. 向天花板方向抬高患者双足，直至出现阻力位。

6. 嘱患者双足向床面对抗用力，可使左侧臀大肌用力，向后牵拉左侧骶骨底，维持3~5秒；然后放松。

7. 重复步骤5~6，3~5遍。

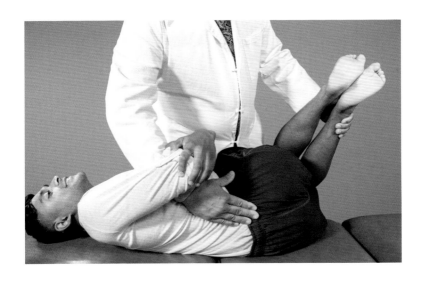

骶骨 肌肉能量技术：向后扭转

以骶骨在右斜轴上向左旋转为例（R on L）：

1. 患者侧卧位，斜轴侧（右侧）向下（朝向治疗床）。

2. 使患者双侧下肢屈髋屈膝90°。

3. 医生面对患者站立，让患者左臂向后，带动躯干旋转至胸部朝上。

4. 头侧手接触骶骨底（左侧），以感受其活动度。

5. 屈曲患者上方腿（左侧），将其跨过微屈的右下肢，悬吊于床外。

6. 医生向地板方向推动患者上方腿的膝关节，直至阻力位。

7. 嘱患者上方腿的膝关节向天花板方向对抗用力，可使左侧梨状肌用力，向前牵拉左侧骶骨底，维持3~5秒；然后放松。

8. 重复步骤6~7，3~5遍。

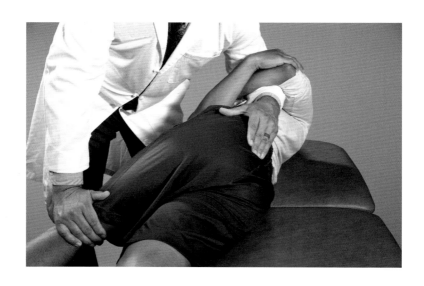

髋骨 肌肉能量技术：髋骨前旋障碍

1.患者仰卧。

2.医生立于患者患侧，使患者患侧下肢屈曲。

3.医生扶住患侧膝关节，使患侧下肢屈曲，直至阻力位。

4.一手置于骶髂关节后方定位，并将髂后上棘向前下方拉动。

5.嘱患者做伸髋动作（运用腘绳肌和臀大肌），同时医生给予相同的力，与之对抗，维持3~5秒。

6.嘱患者放松。

7.1秒后，旋转患者的髋骨至新的阻力点。

8.重复动作3~5次。

9.恢复到中立位。

10.再次评估。

替代方案：医生可更多地利用自身支撑力替代上身下压的力量，将患者屈曲的下肢置于医生肩部，通过上身的前倾来达到阻力位。

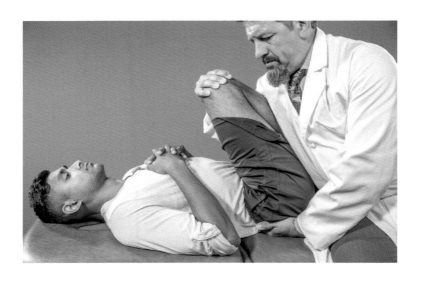

髋骨 肌肉能量活动关节技术：髋骨后旋障碍（仰卧位）

1.患者仰卧，尽量靠近床边。

2.医生立于患者患侧，一手按住对侧髂前上棘，以稳定患者。

3.将患侧下肢移出床面，使其自然下垂，患者髋关节向后伸展（注意床的高度要调到患者的足不碰到地面）。

4.按压患者膝关节，使髋关节后伸至阻力位。

5.嘱患者用力屈髋（运用股直肌、缝匠肌和髂肌），医生施加相同的力与之对抗，维持3~5秒。

6.嘱患者放松。

7.进一步后伸患侧髋关节，直至达到新的阻力位。

8.重复步骤4~7，3~5遍。

9.恢复到中立位。

10.再次评估。

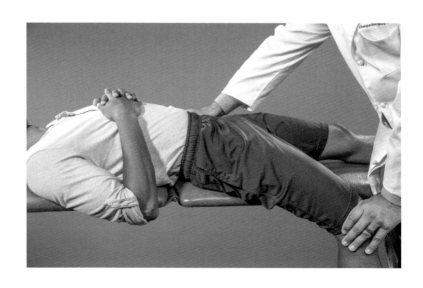

髋骨 肌肉能量活动关节技术：髋骨后旋障碍
（俯卧位，替代方案）

1.患者俯卧位。

2.医生立于患者健侧，嘱患者患侧膝关节屈曲。

3.医生用尾侧手托起患者患侧膝关节，使患者髋关节向后伸展，以前旋髋骨至阻力位。

4.嘱患者患侧膝关节向床面方向施压，进行3~5秒等长收缩。

5.嘱患者放松。

6.进一步后伸患侧髋关节，直至达到新的阻力位。

7.重复步骤4~6，3~5遍。

8.恢复到中立位。

9.再次评估。

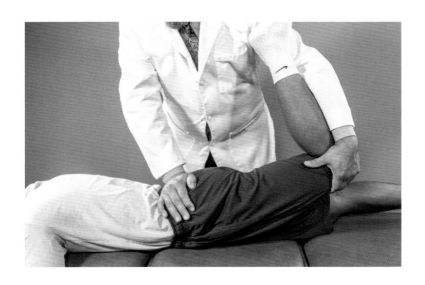

髋骨 肌肉能量活动关节技术：内翻功能障碍

1. 患者仰卧位。
2. 医生立于患者患侧。
3. 患者患侧膝关节屈曲，将踝关节置于健侧膝关节上（"4字"姿势）。
4. 医生尾侧手置于健侧髂前上棘，以便在治疗中稳定骨盆。
5. 医生头侧手置于患侧膝关节上。
6. 按压膝关节直至出现阻力位。
7. 嘱患者与医生对抗用力（应用内收肌发力）。
8. 维持这个姿势3~5秒。
9. 嘱患者放松。
10. 重复步骤6~9，3~5遍，一直引导患者到达新的阻力位。
11. 把患者的下肢恢复到中立位。
12. 再次评估。

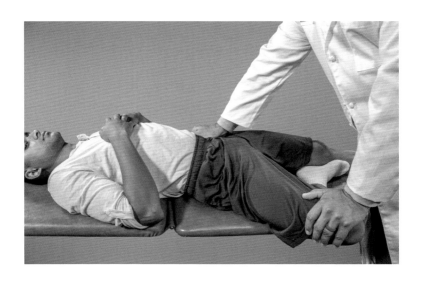

髋骨 肌肉能量活动关节技术：外翻功能障碍

1. 患者仰卧位。

2. 医生立于患者患侧。

3. 使患者膝关节屈曲90°。

4. 将患侧足部平坦地放置于健侧膝关节外侧。

5. 一只手置于患侧骶髂关节后方，在髂后上棘处向外拉动髋骨以利产生内翻动作。

6. 嘱患者患肢向外展，阻抗医生的阻力（诱导臀大肌收缩发力），持续对抗3~5秒。

7. 嘱患者放松。

8. 1秒后，移至新的阻力点。

9. 重复步骤6~8，3~5遍。

10. 使患侧下肢恢复到中立位。

11. 再次评估。

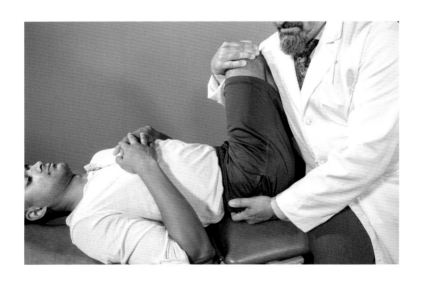

髋骨 肌肉能量活动关节技术／呼吸辅助：髋骨上移功能障碍

1.患者仰卧位。

2.医生站于患者足侧。

3.医生抓握在患侧下肢足踝部，将其抬离床面约30cm，同时将患肢稍外展并内旋。

4.在下拉患肢的同时嘱患者深呼吸。

5.在呼气末松开拉力，在最后一次呼吸时，突然施加一个高速低幅的顿拉力。

6.重复步骤5~6，3~5遍。

7.使患侧下肢恢复到中立位。

8.再次评估。

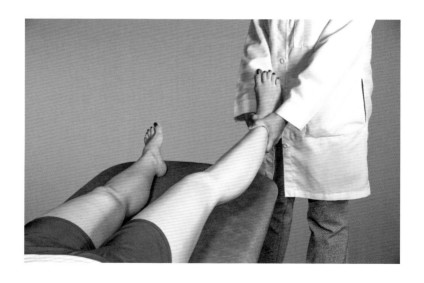

髋骨 肌肉能量活动关节技术 / 呼吸辅助：髋骨下移功能障碍

1. 患者仰卧位。
2. 医生站或坐于患者功能障碍侧。
3. 患者下肢屈膝屈髋90°，放在医生的肩上。
4. 医生一手握拳，顶住患侧坐骨结节下缘。
5. 医生用拳用力向上顶推患者坐骨结节，同时嘱患者深呼吸。
6. 持续向上顶推3~5个呼吸周期。
7. 使患侧下肢恢复到中立位，再次评估髋骨。

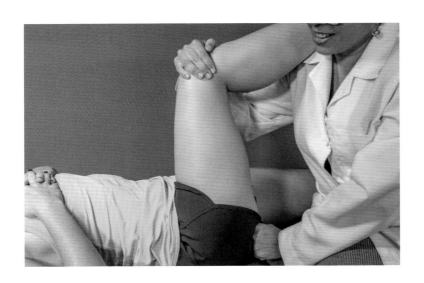

上肢 腕骨：关节技术

1.患者坐位。

2.医生坐于患者对面。

3.患者曲肘，立掌。

4.医生双手十指相扣，夹持住患者手腕。

5.适当挤压患者手腕，同时向上向前牵拉腕关节。

6.顺、逆时针转动患者手腕（屈曲，内收，后伸以及外展动作）15~30秒，以活动腕骨。

7.再次评估。

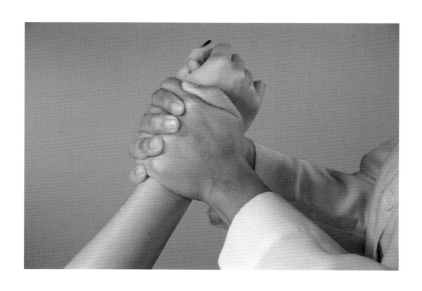

屈肌支持带放松术（腕管综合征治疗）：肌筋膜放松术

1.患者坐位。

2.医生坐于患者对面。

3.患者的手和腕处于旋后体位。

4.医生两拇指指腹置于患者腕部屈肌支持带中线两旁，其余手指放在腕背面。

5.小幅度后伸患者腕关节。

6.两拇指适度用力下压，带动浅筋膜组织向两侧分别牵拉。

7.保持牵拉15~30秒，直到感觉皮下组织松解。可根据需要重复操作3~5遍。

8.再次评估。

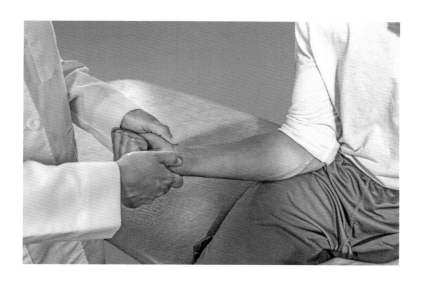

上肢 Spencer 技术：关节松动法

体位

　　1.患者侧卧位，患肩在上，患侧上肢屈肘置于身体上侧。

　　2.医生站在患者对面。

　　3.医生一手虎口张开，拇指置于患肩锁骨，其余四指放在肩胛冈，卡住患肩。

　　4.另一手握住患者前臂。

第一部分：后伸

　　5.把患者的肩关节后伸，一直到受限位置（或者是解剖受限位）。如果存在受限位，则在受限位朝向后伸位施以缓慢柔和的弹性力。

　　6.医生交换手，把靠尾侧的手放在患者肩胛骨背后，掌根放在肩胛冈上。

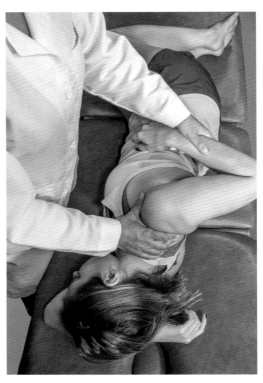

第二部分：前屈

7.在肘部后伸状态下，使肩关节前屈至受限位（或者是解剖受限位）。

注意：如果存在受限位，则在受限位朝向前屈位施以缓慢柔和的弹性力。

8.医生换手回到最初放置位。头侧的手虎口张开，拇指置于患肩锁骨，其余四指放在肩胛冈，卡住患肩。

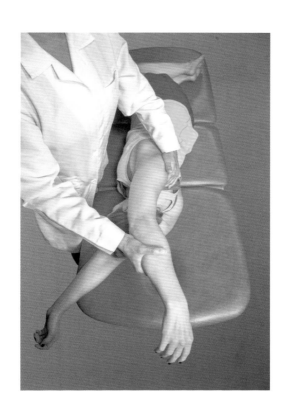

第三部分（1）：摇肩——挤压

9.医生用处于尾侧的手握住患者肘部，使肩关节外展90°，在肘部施加压力，以挤压住肩肱关节，在维持住压力的情况下，顺、逆时针转动患者肩关节，共15~30秒。

注意：如果存在受限位，挤压下摇肩有利于解除受限。

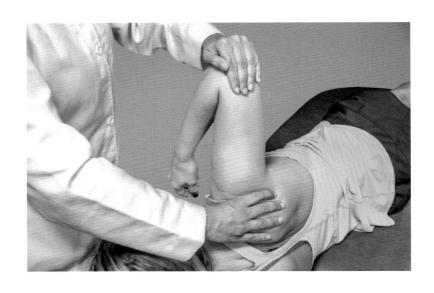

第三部分（2）：摇肩——牵拉

10.接上式，在肩外展90°下，伸直肘关节并施加一个牵拉力，在维持住牵拉力的情况下，顺、逆时针大幅度摇动患者肩关节，共15~30秒。

注意：如果存在受限位，牵拉下摇肩有利于解除受限。

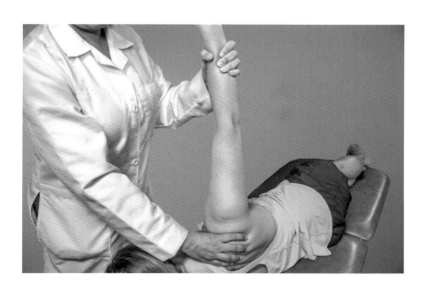

第四部分：外展

11. 将患者的手放在医生位于头侧的前臂上。

12. 向外侧推肘，使肩关节外展到障碍位（或解剖障碍位）。

注意：如果存在受限位，施加一个缓慢、轻柔的弹性力于肘关节，使肩关节做被动外展运动。

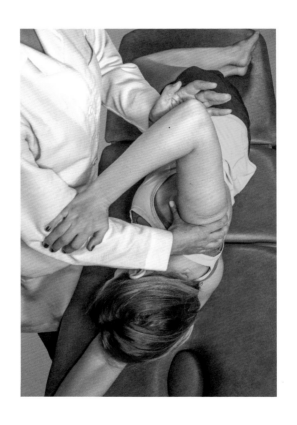

第五部分：内收和外旋

13.接上式，使肘向内运动，让肩关节朝障碍位内收并外旋（或解剖障碍位）。

注意：如果存在受限位，施加一个缓慢、轻柔的弹性力于肘关节，使肩关节做被动内收和外旋运动。

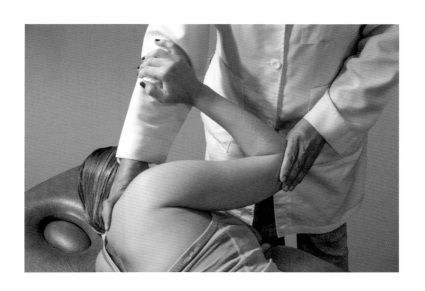

第六部分：内旋

14.嘱患者将其患侧腕和手置于其背后。

15.缓慢地向前拉动患者的肘至障碍位（或解剖障碍位），以测试内旋功能。

注意：如果存在受限位，施加一个缓慢、轻柔的弹性力于肘关节，使肩关节做被动内旋运动。

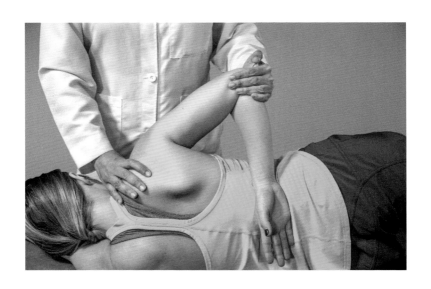

第七部分：三角肌泵压法

16. 使患者的上肢放在医生的近尾侧肩上。

17. 医生双手十指交叉，握住患者三角肌的后方，反复向前牵拉近端肱骨头（泵压运动）。

注意：如果存在受限位，泵压运动有利于解除限制。

18. 再次评估。

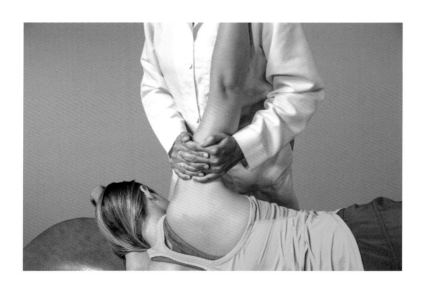

上肢 Spencer 技术：肌肉能量技术

体位

1. 患者侧卧位，患肩在上，患侧上肢屈肘置于身体上侧。

2. 医生站在患者对面。

3. 医生头侧的手虎口张开，拇指置于患肩锁关节处，其余四指放在肩胛冈，卡住患肩。

4. 尾侧的手握住患者前臂。

第一部分：后伸

5. 把患者的肩关节后伸，一直到受限位置（或者是解剖受限位）。

   a. 如果存在受限位，引导患者向前屈曲肩关节对抗医生的阻力。

   b. 持续3~5秒，然后嘱患者放松。

   c. 把患者上肢向后伸摆到新的障碍位。

   d. 重复步骤b和c，3~5遍。

   e. 最后，朝功能障碍位施加一个牵拉力。

   f. 再次评估。

6. 医生交换手，把靠尾侧的手放在患者肩胛骨背后，掌根放在肩胛冈上。

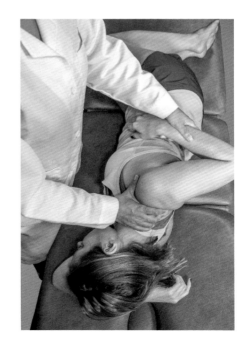

第二部分：前屈

7.在肘部后伸状态下，使肩关节前屈至受限位（或者是解剖受限位）。

    a.如果存在受限位，引导患者后伸肩关节对抗医生的阻力。

    b.持续3~5秒，然后嘱患者放松。

    c.把患者上肢向前屈摆到新的障碍位。

    d.重复步骤b和c，3~5遍。

    e.最后，向功能障碍位施加一个牵拉力。

    f.再次评估。

8.医生换手回到最初放置位。头侧的手虎口张开，拇指置于患侧肩锁关节处，其余四指放在肩胛冈，卡住患肩。

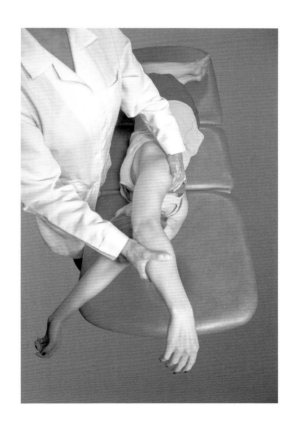

第三部分（1）：摇肩——挤压

9.医生用处于尾侧的手握住患者肘部，使肩关节外展90°，在肘部施加压力，以挤压住肩肱关节，在维持住压力的情况下，顺、逆时针转动患者肩关节，共15~30秒。

注意：如果存在受限位，挤压下摇肩有利于解除受限（这一步没有肌肉能量技术参与）。

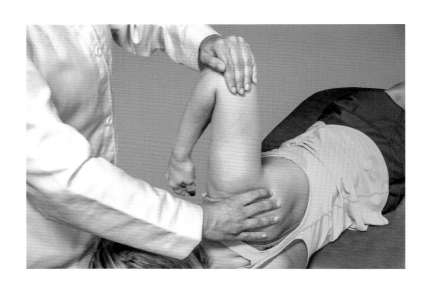

第三部分（2）：摇肩——牵拉

10.接上式，在肩外展90°下，伸直肘关节并施加一个牵拉力，在维持住牵拉力的情况下，顺、逆时针大幅度摇动患者肩关节，共15~30秒。

注意：如果存在受限位，牵拉下摇肩有利于解除受限（这一步没有肌肉能量技术参与）。

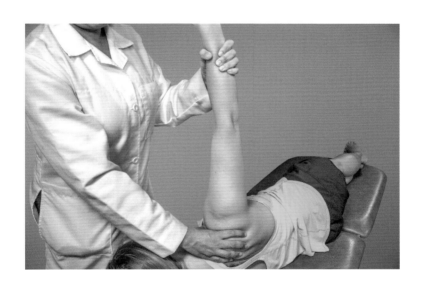

第四步：外展

11. 将患者的手放在医生位于头侧的前臂上。

12. 向外侧推肘，使肩关节外展到障碍位（或解剖障碍位）。

    a. 如果存在受限位，引导患者下压肘内收肩关节对抗医生的阻力。

    b. 持续3~5秒，然后嘱患者放松。

    c. 把患者上肢外展摆到新的障碍位。

    d. 重复步骤b和c，3~5遍。

    e. 最后，向功能障碍位施加一个牵拉力。

    f. 再次评估。

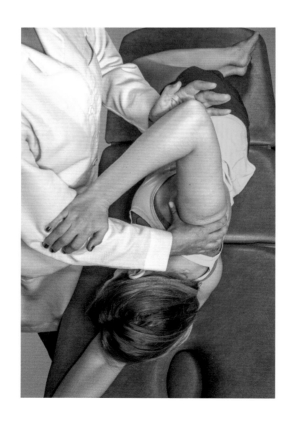

第五部分：内收和外旋

13.接上式，使肘向内运动，让肩关节朝障碍位内收并外旋（或解剖障碍位）。

    a. 如果存在受限位，引导患者把肘关节外展对抗医生的阻力。

    b. 持续3~5秒，然后嘱患者放松。

    c. 把患者上肢内收摆到新的障碍位。

    d. 重复步骤b和c，3~5遍。

    e. 最后，向功能障碍位施加一个牵拉力。

    f. 再次评估。

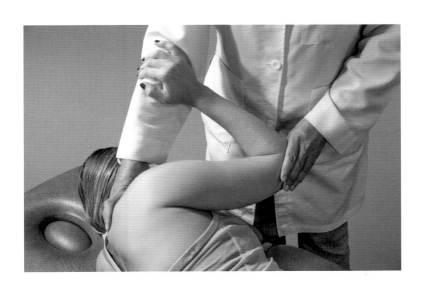

第六部分：内旋

14.嘱患者将其患侧腕和手置于其背后。

15.缓慢地向前拉动患者的肘至障碍位（或解剖障碍位），以测试内旋功能。

    a. 如果存在受限位，引导患者把肘向后外（旋肩关节）对抗医生的阻力。

    b. 持续3~5秒，然后嘱患者放松。

    c. 把患者肘内旋摆到新的障碍位。

    d. 重复步骤b和c，3~5遍。

    e. 最后，朝功能障碍位施加一个牵拉力。

    f. 再次评估。

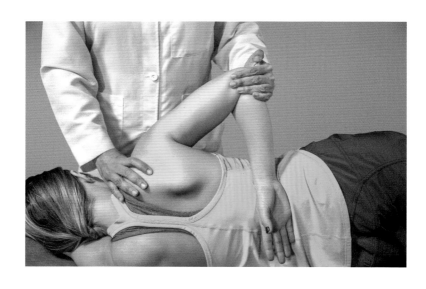

第七部分：三角肌泵压法

16.让患者的上肢放在医生的近尾侧肩上。

17.医生双手十指交叉，握住患者三角肌的后方，反复向前牵拉近端肱骨头（泵压运动）。

注意：如果存在受限位，泵压运动有利于解除限制（这一步没有肌肉能量技术参与）。

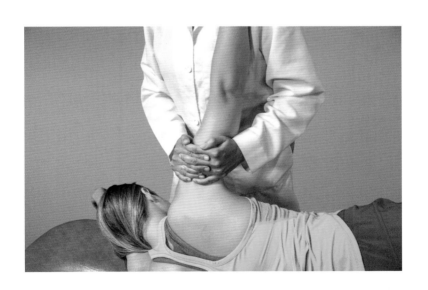

上肢 摆位放松术：冈上肌

1. 患者仰卧。

2. 医生坐于患者患侧。

3. 找到冈上肌肌腹处的压痛点，用位于头侧的手示指定位（定位手在治疗过程中不能离开该点）。

4. 不管患者此时感觉如何疼痛，医生都要通过按压找到最痛的点，并以此时的疼痛作为100%参考值，嘱患者记住此时的疼痛程度。

5. 在肩关节外旋情况下，屈曲或外展肩关节，力争摆到使疼痛程度达到小于原有疼痛程度30%的体位。

6. 保持该体位90秒或直到感觉手指下的组织放松。

7. 将患者慢慢恢复到中立位，医生定位的手指不动。

8. 重新评估压痛点。

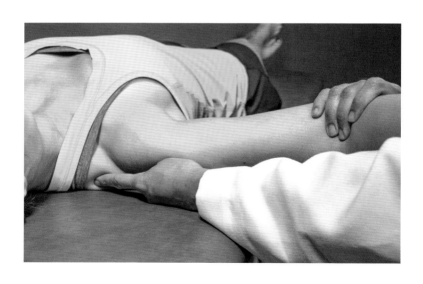

摆位放松术：冈下肌

1.患者仰卧。

2.医生坐于患者患侧。

3.用位于头侧的手示指，在肩胛冈下窝的下外侧、肩关节的后内侧定位到压痛点（定位手在治疗过程中不能离开该点）。

4.不管患者此时感觉如何疼痛，医生都要通过按压找到最痛的点，并以此时的疼痛作为100%参考值，嘱患者记住此时的疼痛程度。

5.肩关节屈曲到90°~120°并外展，摆到使压痛点的疼痛程度达到小于原有疼痛程度的30%的体位。

6.根据需要可增加额外的内、外旋动作。

7.保持该体位90秒或直到感觉手指下的组织放松。

8.将患者慢慢恢复到中立位，医生定位的手指不动。

9.重新评估压痛点。

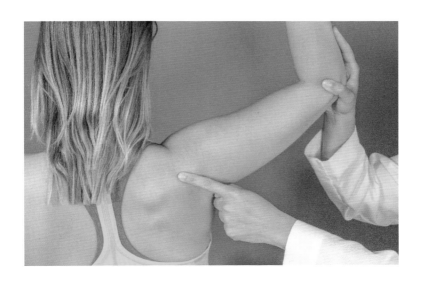

上肢 摆位放松术：大圆肌

1. 患者仰卧，患肩靠近床边缘处。

2. 医生坐于患者患侧。

3. 用位于头侧的手示指，在肩胛骨外侧缘的下外侧定位到压痛点（定位手在治疗过程中不能离开该点）。

4. 不管患者此时感觉如何疼痛，医生都要通过按压找到最痛的点，并以此时的疼痛作为100%参考值，嘱患者记住此时的疼痛程度。

5. 屈肘90°，同时后伸肩关节30°。

6. 有意地内旋肩关节，摆到使压痛点的疼痛程度达到小于原有疼痛程度30%的体位。

7. 保持该体位90秒或直到感觉手指下的组织放松。

8. 将患者慢慢恢复到中立位，医生定位的手指不动。

9. 重新评估压痛点。

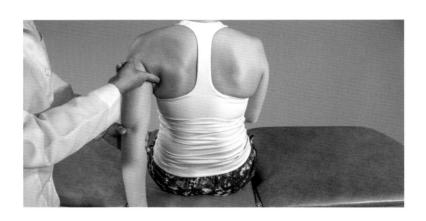

上肢 摆位放松术：小圆肌

1.患者仰卧，患肩靠近床边缘处。

2.医生坐于患者患侧。

3.用位于头侧的手示指，在肩胛骨外侧缘的下外侧定位到压痛点（定位手在治疗过程中不能离开该点）。

4.不管患者此时感觉如何疼痛，医生都要通过按压找到最痛的点，并以此时的疼痛作为100%参考值，嘱患者记住此时的疼痛程度。

5.后伸上肢，轻度内收并外旋肩关节，摆到使压痛点的疼痛程度达到小于原有疼痛程度30%的体位。

6.保持该体位90秒或直到感觉手指下的组织放松。

7.将患者慢慢恢复到中立位，医生定位的手指不动。

8.重新评估压痛点。

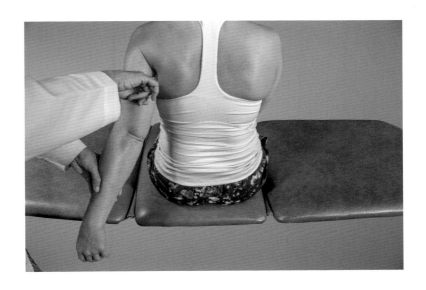

上肢 摆位放松术： 肩胛下肌

    1.患者仰卧，患肩靠近床边缘处。

    2.医生坐于患者患侧。

    3.用位于头侧的手示指，在腋窝后侧、肩胛骨的前外侧、肩胛下肌内找到压痛点（定位手在治疗过程中不能离开该点）。

    4.不管患者此时感觉如何疼痛，医生都要通过按压找到最痛的点，并以此时的疼痛作为100%参考值，嘱患者记住此时的疼痛程度。

    5.后伸上肢，轻度内旋肩关节，摆到使压痛点的疼痛程度达到小于原有疼痛程度30%的体位。

    6.保持该体位90秒或直至感觉手指下的组织放松。

    7.将患者慢慢恢复到中立位，医生定位的手指不动。

    8.重新评估压痛点。

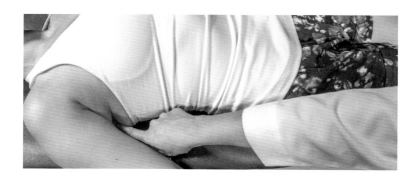

上肢 摆位放松术：腕关节屈肌总腱

1.患者仰卧。

2.医生坐于患者患侧。

3.用位于头侧的手示指，定位在肱骨内上髁的屈肌总腱的附着处的压痛点（定位手在治疗过程中不能离开该点）。

4.不管患者此时感觉如何疼痛，医生都要通过按压找到最痛的点，并以此时的疼痛作为100%参考值，嘱患者记住此时的疼痛程度。

5.屈曲、前旋并内收前臂，同时轻度屈腕到达疼痛小于原有疼痛程度30%的体位。

6.保持该体位90秒或直到感觉手指下的组织放松。

7.将患者慢慢恢复到中立位，医生定位的手指不动。

8.重新评估压痛点。

上肢 摆位放松术：腕关节伸肌总腱

1.患者仰卧。

2.医生坐于患者患侧。

3.用位于头侧的手示指，定位在桡骨头的伸肌总腱附着处的压痛点（定位手在治疗过程中不能离开该点）。

4.不管患者此时感觉如何疼痛，医生都要通过按压找到最痛的点，并以此时的疼痛作为100%参考值，嘱患者记住此时的疼痛程度。

5.伸肘、后旋前臂，使压痛达到小于原有疼痛程度30%的体位。

6.保持该体位90秒或直到感觉手指下的组织放松。

7.将患者慢慢恢复到中立位，医生定位的手指不动。

8.重新评估压痛点。

上肢 淋巴引流术：轻抚法

 1.患者侧卧，患侧在上。

 2.医生面对患者站立，用双手环绕在水肿最近心端的部位。

 3.医生向肩关节方向做软组织的轻柔抚摩移动。

 4.重复此动作，每一次的起始部位逐渐远离肩关节，直至移到水肿的最末端作为起始点。

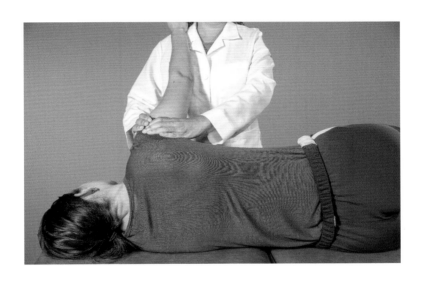

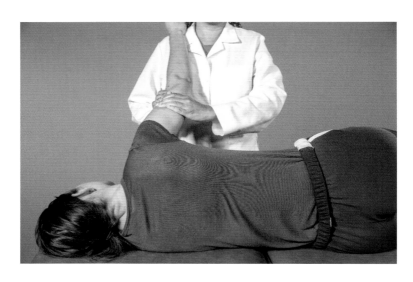

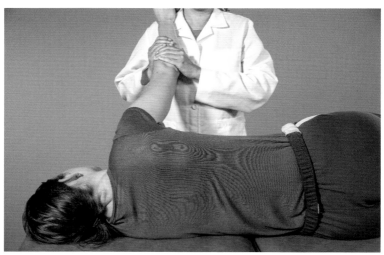

上肢 肌肉能量技术：桡骨头后移功能障碍
（旋前功能障碍）

1.患者取坐位。

2.医生立于患者患侧，一手抓握患者的手，呈握手状；另一手抓握患者肘关节。

3.握肘之手的拇指位于桡骨头后方，将桡骨头近侧端向前推压。

4.用握患者的手将患者的前臂旋后，直至出现阻力位。

5.嘱患者前臂旋前，与之对抗（运用旋前圆肌）。

6.维持3~5秒，然后嘱患者放松。

7.将患者的体位摆至新的阻力位。

8.重复步骤5~7，3~5遍。

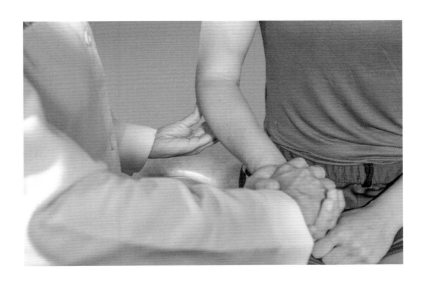

上肢 肌肉能量技术：桡骨头前移功能障碍（旋后功能障碍）

1.患者取坐位。

2.医生立于患者患侧，一手抓握患者的手，呈握手状；另一手抓握患者肘关节。

3.握肘之手的拇指位于桡骨头前方，将桡骨头近侧端向后推压。

4.握患者的手将患者的前臂旋前，直至出现阻力位。

5.嘱患者前臂旋后，与之对抗（运用旋后肌和肱二头肌）。

6.维持3~5秒，然后嘱患者放松。

7.将患者的体位摆至新的阻力位。

8.重复步骤5~7，3~5遍。

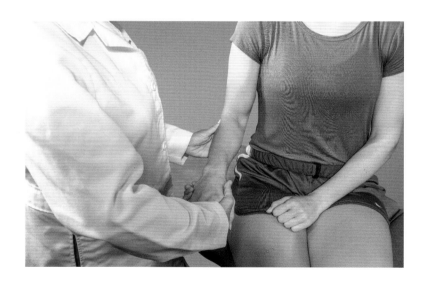

下肢 淋巴引流术：足泵

1. 患者仰卧。

2. 医生立于患者足侧，用双手背屈患者双足。

3. 在维持患者足背屈状态下，向足底做2次/秒的泵样推动，并致使其全身晃动。

4. 持续3~5分钟。

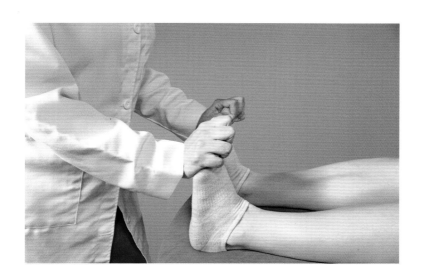

下肢 淋巴引流术：轻抚法

1. 患者仰卧。
2. 医生坐于患侧床边，患腿置于医生肩上。
3. 医生向骨盆方向做软组织的轻柔抚摩移动。
4. 重复此动作，起始部位逐渐远离骨盆，直至水肿远端。

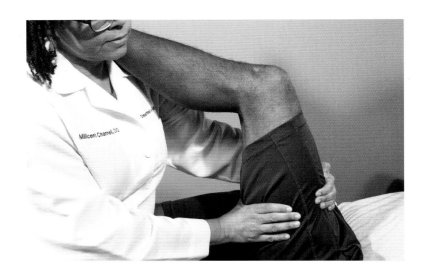

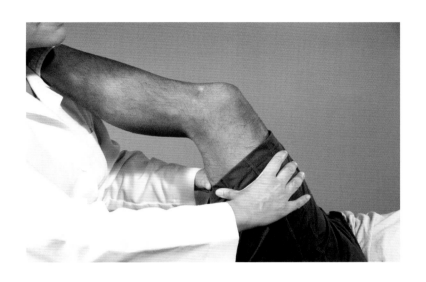

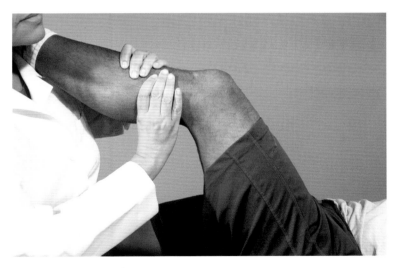

下肢 肌肉能量技术：腰大肌紧张

1.患者俯卧位。

2.医生立于患者健侧，嘱患者屈曲患侧膝关节。

3.医生头侧手置于T12~L2棘突旁，尾侧手托起患者患侧膝关节。

4.使患者髋关节向后伸展，直至阻力位。

5.嘱患者患肢向床面用力，腰大肌等长收缩，维持3~5秒。然后嘱患者放松，再次后伸髋关节至新的阻力位。

6.重复步骤4~5，3~5遍。

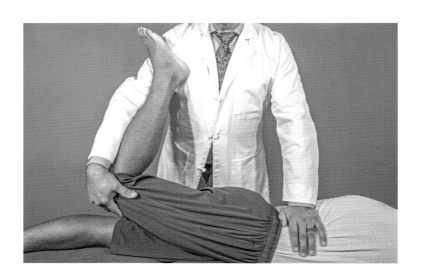

下肢 肌肉能量技术：梨状肌紧张

1. 患者仰卧位。
2. 医生立于或坐于患者患侧，使患侧下肢屈髋屈膝。
3. 使患者髋关节内旋，至阻力位。
4. 嘱患者外旋髋关节，使梨状肌等长收缩，维持3~5秒。
5. 嘱患者放松，再次内旋髋关节至新的阻力位。
6. 重复3~5遍。

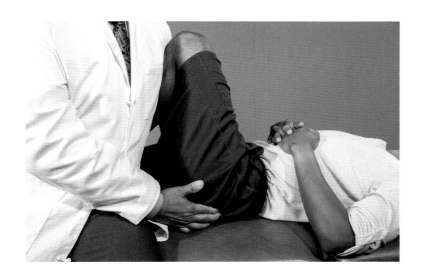

下肢 摆位放松术：腰大肌紧张

1.患者仰卧位。

2.医生立于患者患侧。

3.医生在髂腰肌上用示指寻找压痛点（定位手在治疗过程中不能离开该点）。

4.不管患者此时感觉如何疼痛，医生都要通过按压找到最痛的点，并以此时的疼痛作为100%参考值，嘱患者记住此时的疼痛程度。

5.使患者患侧屈髋屈膝，寻找可使痛点疼痛减轻的体位。

6.重新调整姿势，使压痛达到小于原有疼痛程度30%的体位。

7.维持该体位90秒或直至肌肉紧张消失。

8.将患者慢慢恢复到中立位，医生定位的手指不动。

9.再次评估。

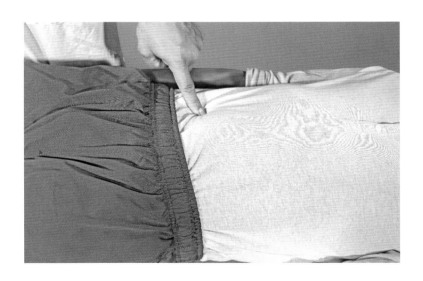

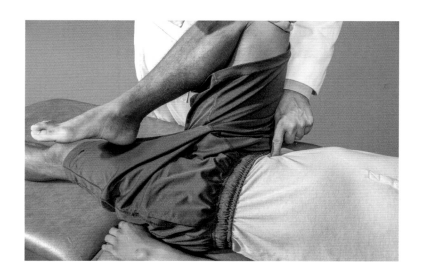

摆位放松术：梨状肌紧张

    1.患者仰卧位。

    2.医生站或坐于患者患侧。

    3.用示指寻找压痛点（定位手在治疗过程中不能离开该点）。

    4.不管患者此时感觉如何疼痛，医生都要通过按压找到最痛的点，并以此时的疼痛作为100%参考值，嘱患者记住此时的疼痛程度。

    5.使患者患侧屈膝、外旋髋关节，寻找可使痛点疼痛减轻的体位。

    6.重新调整姿势，使压痛达到小于原有疼痛程度30%的体位。

    7.维持该体位90秒或直至肌肉紧张消失。

    8.将患者慢慢恢复到中立位，医生定位的手指不动。

    9.再次评估。

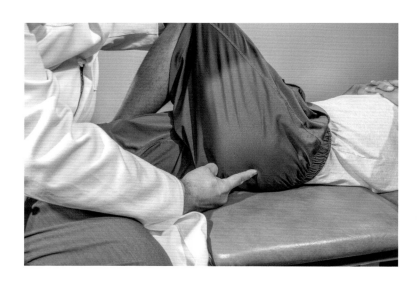

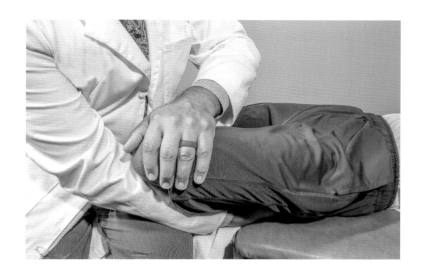

肋骨 摆位放松术：第 1～第 10 肋前方压痛点

1.患者仰卧或坐位。

2.医生站于患者背后，找到肋前方按压最痛的点。

3.用示指寻找压痛点（定位手在治疗过程中不能离开该点）。

4.不管患者此时感觉如何疼痛，医生都要通过按压找到最痛的点，并以此时的疼痛作为100%参考值，嘱患者记住此时的疼痛程度。

5. 用另一手使患者朝向压痛点前屈、侧屈和旋转以减轻疼痛（医生可以踩到治疗床上，把患者压痛点对侧的手放在医生的膝部。把患者患侧的腿放在治疗床上可能会有利于减轻压痛）。

6.重新调整姿势，使压痛达到小于原有疼痛程度的30%的体位。

7.维持该体位90秒或直至肌肉紧张消失。

8.将患者慢慢恢复到中立位，医生定位的手指不动。

9.再次评估。

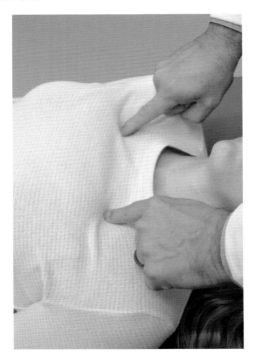

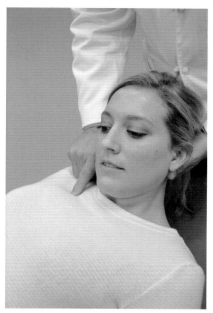

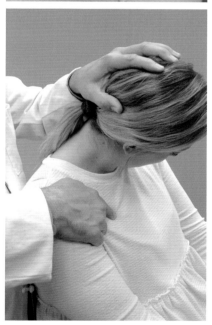

肋骨 摆位放松术：第1~第10肋后方压痛点

1.患者仰卧或坐位。

2.医生站于患者背后，找到肋后方按压最痛的点。

3.用示指寻找压痛点（定位手在治疗过程中不能离开该点）。

4.不管患者此时感觉如何疼痛，医生都要通过按压找到最痛的点，并以此时的疼痛作为100%参考值，嘱患者记住此时的疼痛程度。

5.如果压痛点在第1肋后方，用另一手使患者后伸，并朝向压痛点方向侧屈并旋转；如果压痛点在第2~第10肋后方，使患者前屈，并向远离压痛点方向侧屈并旋转身体，以减轻疼痛（医生可以踩到治疗床上，把患者压痛点同侧的手放在医生的膝部。把患者患侧的腿放在治疗床上可能会有利于减轻压痛）。

6.重新调整姿势，使压痛达到小于原有疼痛程度30%的体位。

7.维持该体位90秒或直至肌肉紧张消失。

8.将患者慢慢恢复到中立位，医生定位的手指不动。

9.再次评估。

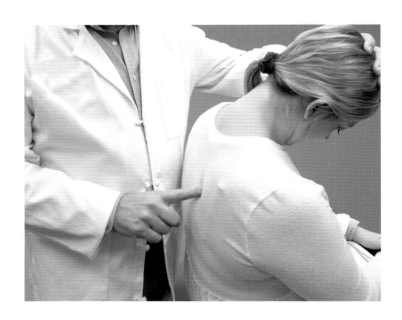

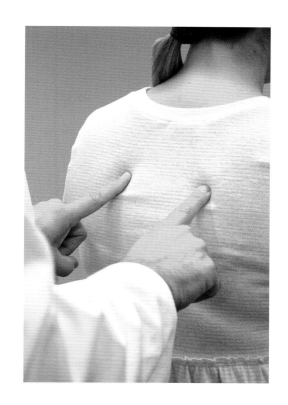

肋骨 弹压技术（肌筋膜松解术）： 肋骨提升

1.患者仰卧。

2.医生坐于患者一侧，将双手指腹置于患侧肋骨下方，距离棘突约5cm处（横突外缘）。

3.医生前臂作为支点，双手手指运用杠杆力，将患者肋骨先向前再向外提起。

4.医生放松前臂，再回到起始治疗部位。

5.重复操作约2~3分钟或直到感觉局部放松，肋骨活动度改善。

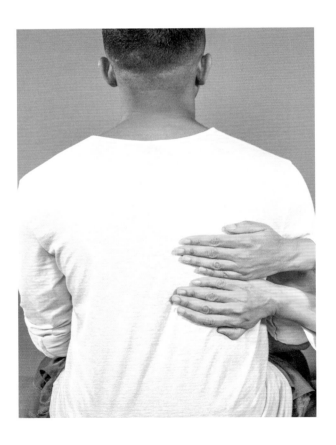

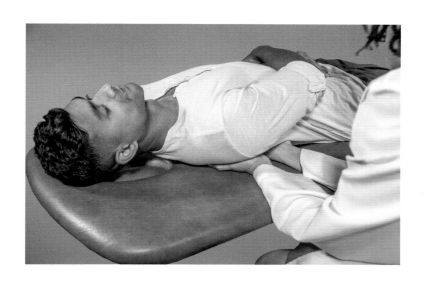

肋骨 肌肉能量技术：第 1 或第 2 肋骨吸气功能障碍

1.患者仰卧。

2.医生立于患者头侧，一手固定患者头部，同时用另一手拇指抵住功能障碍肋骨的外侧面。

3.嘱患者深吸气，并通过下压肋骨，同时向患侧侧屈颈部以协助呼气。

4.下次呼吸，通过持续按压肋骨抵抗患者吸气，呼气时维持按压肋骨的力量。

5.再次运用更大的力量下压肋骨，同时进一步侧屈患者颈部协助呼气。

6.重复步骤3~5，3~5遍。

7.将患者恢复到中立位。重新评估。

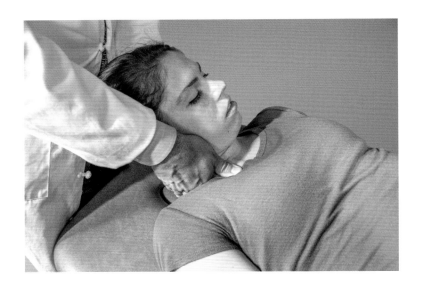

肋骨 肌肉能量技术：第3~第10肋骨吸气功能障碍

1.患者仰卧。

2.医生立于患者头侧，用小鱼际抵住功能障碍肋骨的前侧（第3~第5肋做更多的泵柄运动）或外侧面（第6~第10肋做更多的桶柄运动）。

3.把患者身体向功能障碍侧前屈和侧屈。

4.嘱患者深吸气。

5.当患者吸气时，施加一个抵抗力。

6.在呼气过程中，通过增加压力和进一步侧屈患者身体协助呼气。

7.重复步骤4~5，3~5遍。

8.将患者恢复到中立位，重新评估。

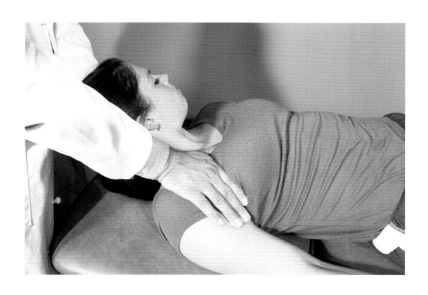

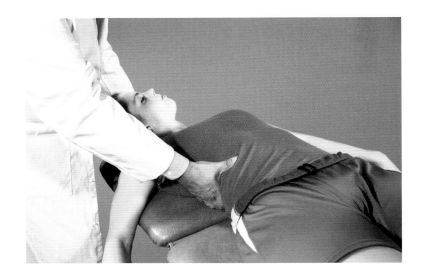

肋骨 肌肉能量技术：第 11 和第 12 肋骨吸气功能障碍

1.患者俯卧。

2.医生站于健侧，用掌根放在第11和第12肋的肋骨横突关节处，手指放在肋骨上。

3.嘱患者深吸气

4.在呼气过程中，医生手指屈曲，顺着肋骨走行方向，跟随肋骨的活动节律，尽量使肋骨回到呼气时正常的生理位置。

5.重复步骤3~4，3~5遍，在吸气时用力抵住肋骨。

6.再次评估。

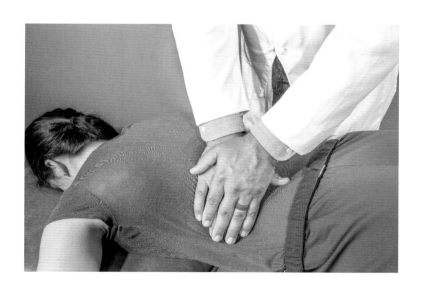

肋骨 肌肉能量技术：第 1 肋骨呼气功能障碍

1.患者仰卧。

2.医生立于患者头侧，嘱患者把患侧手背放在同侧前额上。

3.医生一手放在患者头部的手掌上，另一手放在患者背后的第1肋骨后方。

4.嘱患者在深吸气的同时上抬头部（利用前、中斜角肌）。

5.医生向患者前额施加一个阻抗力，同时位于第1肋后部的手向尾侧推第1肋骨（可使第1肋向上向前运动）。

6.重复步骤3~4，3~5遍。

7.将患者恢复到中立位。

8.重新评估。

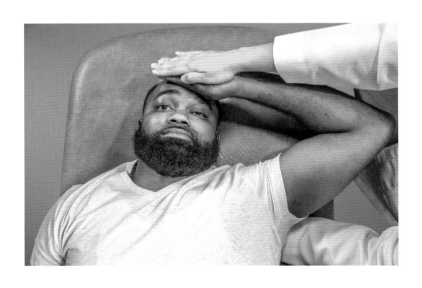

肋骨 肌肉能量技术：第2肋骨呼气功能障碍

1.患者仰卧。

2.医生立于患者头侧，嘱患者把头向健侧旋转约30°。

3.嘱患者把患侧手背放在同侧前额上

4.医生的一只手放在患者头部的手掌上，另一手放在患者背后的第2肋骨后方。

5.嘱患者在深吸气的同时上抬头部（利用后斜角肌）。

6.医生向患者前额施加一个阻抗力，同时位于第2肋后部的手，向尾侧推第2肋骨。

7.重复步骤5~6，3~5遍。

8.将患者恢复到中立位。

9.重新评估。

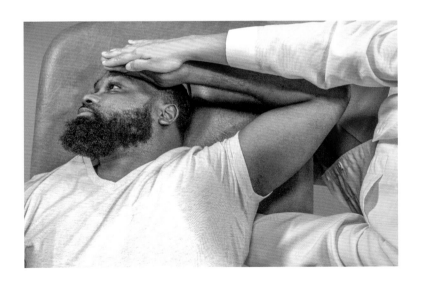

肋骨 肌肉能量技术：第3~第5肋骨呼气功能障碍

1.患者仰卧。

2.医生立于患者患侧，嘱患者把患侧的肩关节外展，同时曲肘90°。

3.医生一手置于患者肘部。

4.另一手置于患者身体下方，接触功能障碍肋骨（记住，对于呼气功能障碍的一组肋骨，治疗的关键肋是位于最上边的肋骨）。

5.嘱患者做深吸气，同时向天花板方向抬肘（利用胸小肌）。

6.同时，位于背后的手向患者尾侧用力拉关键肋的肋骨角，以促进受限肋的吸气运动。

7.重复步骤5~6，3~5次。

8.重新评估。

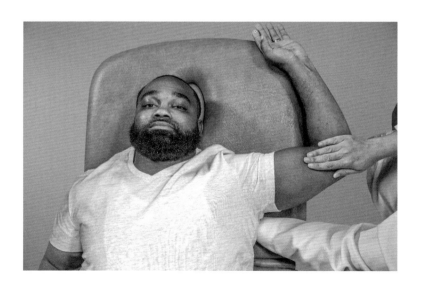

肋骨 肌肉能量技术：第6~第10肋骨呼气功能障碍

1. 患者仰卧。

2. 医生立于患者患侧。

3. 嘱患者把患侧的肩关节外展，放在头侧。

4. 医生一手置于患者身体下方，接触功能障碍肋骨，靠近头侧的手置于患者肘部。

5. 嘱患者做深吸气。

6. 在吸气过程中，嘱患者的肘部向下推医生位于肘部的手（利用前锯肌）。

7. 同时，位于背后的手向患者尾侧用力拉关键肋的肋骨角（以促进吸气运动）。

8. 重复步骤5~7，3次。

9. 重新评估。

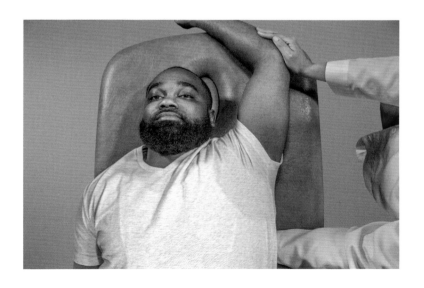

肋骨 肌肉能量技术：第 11 和第 12 肋骨呼气功能障碍

1.患者俯卧。

2.医生立于患者健侧，将一手大鱼际置于患侧第11和第12肋骨上方，另一手托住患侧髂前上棘处。

3.嘱患者深吸气（腰方肌与膈肌用力）。

4.吸气过程中，置于肋骨的手掌向下按压，同时另一手向上拉患侧髂骨，呼气时双手放松。在吸气时，手掌跟随肋骨的运动使肋骨打开（卡钳运动）。

5.重复步骤3~4，3~5遍。

6.再次评估。

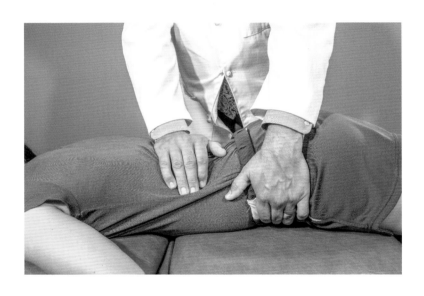

腹部 筋膜松解术 / 淋巴引流：膈肌拱顶技术

1.患者仰卧。

2.医生立于患者侧面，双手掌张开，置于两侧肋弓下缘。手指分开，拇指和大鱼际置于肋弓下缘，不要压住剑突。

3.让患者先深吸气，然后呼气。

4.医生拇指和大鱼际随着患者的呼吸运动，轻柔地增大膈肌的运动幅度，同时旋转和侧屈肋弓。

5.重复步骤3~4，共3~5遍，鼓励患者渐近性增加深吸气程度。

6.再次评估。

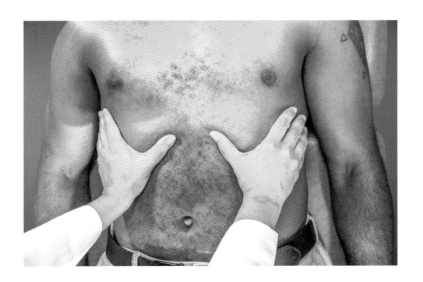

腹部 筋膜松解术直接抑按法：椎前神经节松解

1. 患者仰卧。

2. 医生立于患者侧面，触按椎前神经节的治疗区域（腹腔神经节-图1；肠系膜上神经节-图2；肠系膜下神经节-图3），并评估该处组织张力。

3. 评估以上3个区域的运动，手指随呼吸运动下按，直到组织活动受限处（阻力点）。

4. 给予紧张区域缓慢地向后方的压力，直至感觉组织松解（或到达患者的忍受极限）。

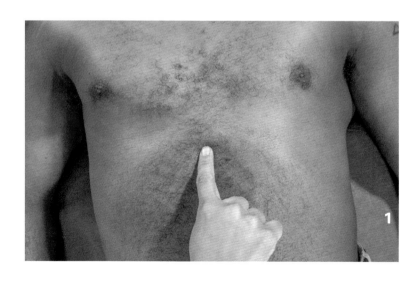

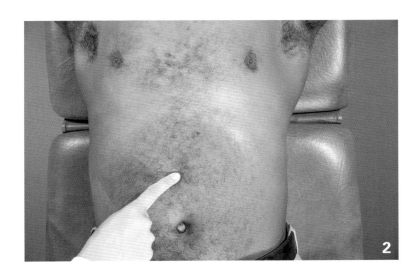

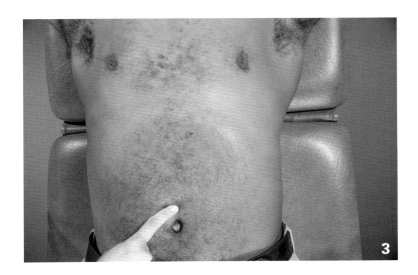

腹部 直接抑按法：chapman 反射点

　　1.根据患者需要治疗的反应点位置，患者坐位、仰卧位或俯卧位。

　　2.医生站在患者一侧，触诊定位到需要治疗的Chapman 反射点。

　　3.医生用拇指或示指在反射点回旋按揉，直到感觉手下组织松解（或到达患者的忍受极限）。

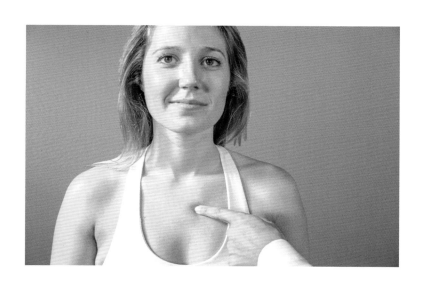

腹部 筋膜松解术：结肠刺激法

1.患者仰卧。

2.医生站或坐于患者一旁,触诊到乙状结肠后,向盲肠方向按压。

3.当触诊到组织变性时，按以下操作方法治疗。

4.从3个层面评估活动度，用直接法朝向受限位（障碍位），间接法远离受限位（障碍位）。

5.缓慢施加一个向后的压力，直到感觉手下组织松解（或到达患者的忍受极限）。该过程需要20~60秒。

6.继续向下一个障碍位移动，重复步骤4~5，直到接近右下1/4腹部的盲肠为止。

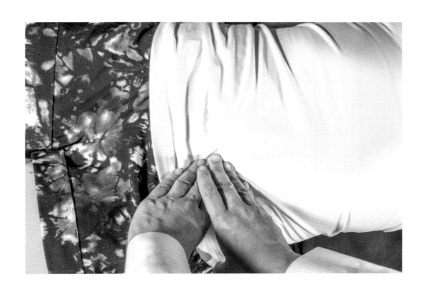

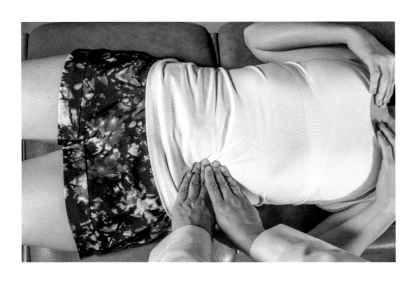

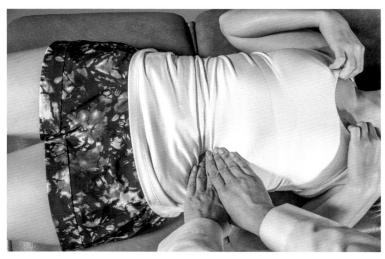

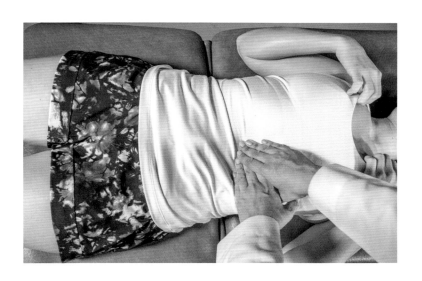

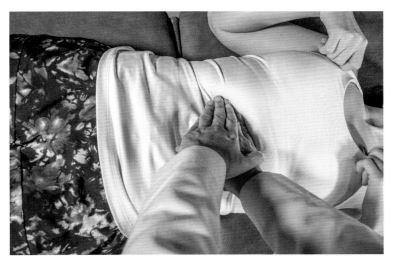

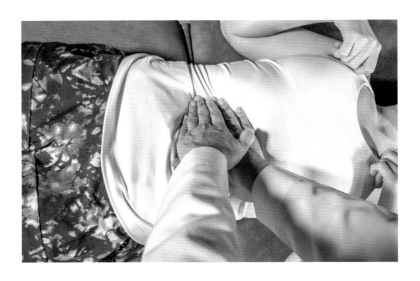

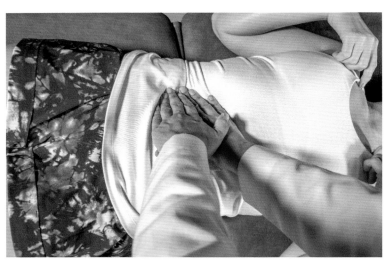

腹部 筋膜松解术直接法：肠系膜松解／提拉法

1.患者仰卧。

2.医生站于患者一旁。

3.双手2~4指并拢成一线，放在患者肚脐至左下腹处。

4.施加一个向后的力按在紧张的组织处，而后在按压状态下向右上腹牵拉。

5.维持住压力，直到感觉手下组织松解（或到达患者的忍受极限）。该过程需要20~60秒。

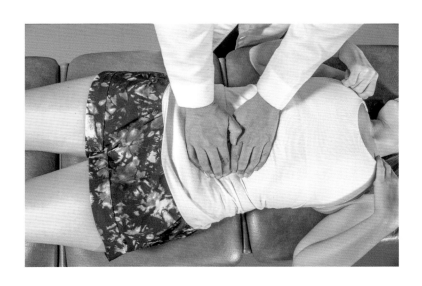

特殊检查：头部、颈、腰、下肢、髋骨、骶骨和上肢

头部 脑神经检查

患者坐位，医生坐其对面。

第一对脑神经（CN Ⅰ）：嗅神经

很少用，当头部受外伤，怀疑颅前窝损伤（如：脑膜瘤），或者是患者主诉嗅觉或味觉异常时会用到。

- 堵住一侧鼻孔，让患者用另一侧鼻孔区别气味（肥皂、咖啡等），两侧交替。

第二对脑神经（CN Ⅱ）：视神经

检查视力、视野、视神经和血管状态。

- 视敏度：用视力表/卡，用纸板盖住一只眼检查另一只，而后交替检查另外一只眼（如果患者戴眼镜，检查时不用摘掉）。

- 视野检查：面对面检查视野。两只眼分开检查。

  检查右眼：

  ➤ 面对患者，30~60cm远。

  ➤ 患者闭上左眼，医生闭上右眼。

  ➤ 医生保持左眼睁开状态，看着患者的右眼。

  ➤ 医生向外侧伸出左手，移运到医患者之间等距的位置。伸出左手示指，放在医生的视野之外。

  ➤ 摆动手指，将手指移向中线（鼻部）。

  ➤ 医患同时看该手指。

- 眼底镜检查：用眼底镜检查对每只眼检查，评估。

  ➤ 视神经检查：视神经乳头水肿，视神经玻璃膜疣视野丧失，视神经杯盘比值下降，颜色苍白。

  ➤ 眼底斑：水肿或渗出。

  ➤ 血管：轮廓和大小，出血。

第三对脑神经（CN Ⅲ）：动眼神经（瞳孔、上直肌、下直肌、内直肌、提肌、上睑肌和下斜肌）

评估受试眼向下和向外凝视的状态。询问患者是否有受动眼

272

神经支配的复视和眼外肌活动异常，嘱患者跟随医生的手指做相应的检查。

- 在患者面部前方竖起示指。
- 在患者面前写字母"H"，测试该字母的6个基准点。
- 观察患者的瞳孔：形状、大小。
- 检查眼睑是否下垂
- 在一侧用手电筒照射，判断瞳孔对光的反应。评估双侧的直接和间接对光反射。

第四对脑神经（CN Ⅳ）：滑车神经（上斜）

第五对脑神经（CN Ⅴ）：三叉神经

3个感觉分支（V1眼支，V2上颌支，V3下颌支）用针刺相应皮肤来检查感觉状况。

- 角膜反射：患者向上和向外。
  - ➤ 用医用棉签轻轻触碰眼睛边缘。
  - ➤ 观察患者双侧的眨眼情况，问患者是否能感觉到。
  - ➤ 同样方法测试另一侧（可以测试三叉神经感觉、面神经运动）。
- 面部感觉：用无菌的锋利物品在前额、面颊、下巴检查。
  - ➤ 再换成钝器检查，让患者诉说刺痛或钝痛感。
- 运动：嘱患者张口、咬牙（翼状肌）。
  - ➤ 在患者咬牙时触诊颞部、咬肌。

第六对脑神经（CN Ⅵ）：展神经（外直肌）

眼外肌的活动受展神经支配，让患者跟随医生手指的动作做相关检查。

- 在患者面部前方竖起示指。
- 在患者面前写字母"H"，测试该字母的6个基准点。
- 让患者的头保持不动，眼睛跟随医生的手指活动。
- 注意患者眼睛是否有不能动的情况，有无眼球震颤。

第七对脑神经（CN Ⅶ）：面神经

常用于检查是否有半边面肌无力。如果患者只有下部面肌无力（如：额纹存在，眼睛能闭合），说明其病变可能是中枢性的而非周围性的。

- 检查面部下垂或不对称。

- 面部表情肌：患者向上看时额纹。
  - ➢ 额纹消失。
  - ➢ 通过向下推面部肌肉检查面肌的肌力（上运动元损伤后，由于神经支配双侧面肌，故肌力仍存在）。
- 患者用力闭眼：比较双侧。
- 患者露齿笑，皱眉，龇牙，鼓腮：比较双侧鼻唇沟。

第八对脑神经（CN Ⅷ）：听神经

听力丧失患者要通过听力测试，以确定是传导性还是感觉性听力丧失。

- 听力。
  - ➢ 询问患者是否对正常环境下的声音存在听力困难。
  - ➢ 医生举起手，距离患者耳朵约一只脚的距离。
  - ➢ 搓手指，确定患者是否能听到。
  - ➢ 在对侧耳朵重复操作。
  - ➢ 如果有外在因素，要检查外耳道、鼓膜。
- 前庭：可以通过眼球震颤来测试。

第九、第十对脑神经（CN Ⅸ，Ⅹ）：舌咽神经，迷走神经常一起检查。

- 在没有明显的感染或鼻后滴流综合征情况下，判断患者是否有声音嘶哑。
- 让患者发"啊"的声音。
- 观察腭帆提肌对称性和悬雍垂移位（单侧损伤：一侧腭帆提肌轻瘫，并且悬雍垂偏向健侧）。
- 呕吐反射［感觉（CN Ⅸ），运动（CN Ⅹ）］：刺激每侧咽后壁，正常情况应该每次都呕吐。

第十一对脑神经（CN Ⅺ）：副神经

通过其支配的肌肉评估：胸锁乳突肌和斜方肌。

- 从背后检查斜方肌有无萎缩，对称性。
- 患者耸肩（斜方肌）。
- 患者抗阻力转头（胸锁乳突肌）。

第十二对脑神经（CN Ⅻ）：舌下神经

通过其支配的肌肉评估：舌肌。

- 听患者讲话的口齿清晰度。
- 检查舌头是否有消瘦、震颤。
- 伸舌：偏向患侧。

头部 颞颌关节检查

对所有的头痛和颈椎痛患者，都应该检查颞颌关节，关节炎、髁状突变形、翼状肌紧张都可以引起关节的偏移。

- 患者坐位。
- 医生面对患者，让患者慢慢张口到最大程度，而后慢慢闭合[1]。
- 在口闭合过程中，观察下颌偏离中线的情况。

试验阴性：下颌在口闭合过程中，无偏离中线的情况。

试验阳性：在口闭合过程中，下颌偏离中线，偏向一边或呈曲折形移动变化。

---

[1] 如果患者嘴巴张合太快，或者是张口不够大，都会漏诊。

颈椎 牵引试验

　　一种针对颈椎神经根病变的诊断性检查方法。如果头部牵引后神经的放射症状减轻了，该试验为阳性，证明神经根受压（如椎间盘突出或关节突关节病变）。

　　试验阴性：牵引时疼痛无缓解。

　　试验阳性：牵引时疼痛缓解，表明神经根受压。

　　1.患者坐位。

　　2.医生站在患者一侧，一手托住患者下颌，另一手扶其枕部，双手同时用力向头侧牵引。

　　3.阳性结果是牵引时疼痛减轻。

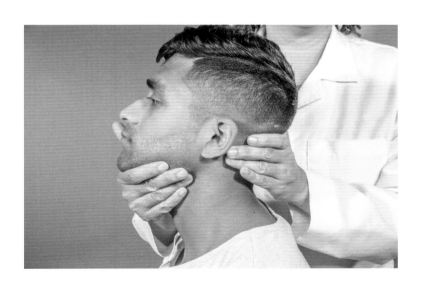

可能与此试验相关的潜在躯体功能障碍

　　放射性疼痛也可能由颈椎和胸椎椎旁肌肉的痉挛引起。

颈椎 挤压试验（Spurling 试验）

一种针对颈椎神经根病变的激惹性检查方法。如果放射症状由于挤压加重，该试验为阳性，证明神经根受压（如：椎间盘突出或关节突关节病变）。

试验阴性：挤压时疼痛无缓解。

试验阳性：挤压时疼痛加重。

1.患者坐位。

2.医生站在患者身后。

3.双手十指相扣，轻轻地向下按压患者头顶部。

4.阳性结果是引出疼痛。

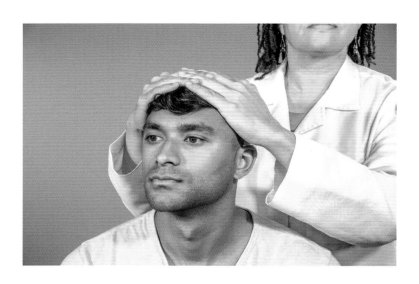

颈椎 Valsalva 试验

一种针对颈椎神经根病变的激惹性检查方法。这种方法增加了鞘内压力。如果放射症状由于这种方法被引出，该试验为阳性，证明神经根受压（如：椎间盘突出、脊髓肿瘤、任何占位性病变）。

　1.患者坐位。

　2.医生嘱患者屏住呼吸，并尽量向腹部用力憋气。

　3.阳性结果是引出疼痛。

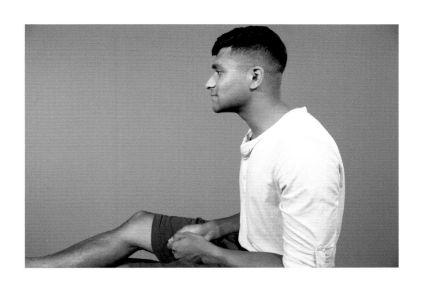

颈椎 吞咽试验
（颈椎前部可能出现的感染、骨赘、血肿或肿瘤）

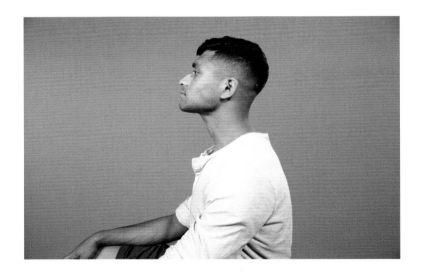

下肢 Tendelenburg 试验（臀中肌无力）

试验阴性：承重的下肢如果处于水平状态，说明该侧臀中肌正常。

试验阳性：如果提起的下肢一侧的髋部向下垂落，表明承重侧臀中肌无力。

1.患者站立，背对医生。

2.嘱患者把一侧下肢抬离地面。

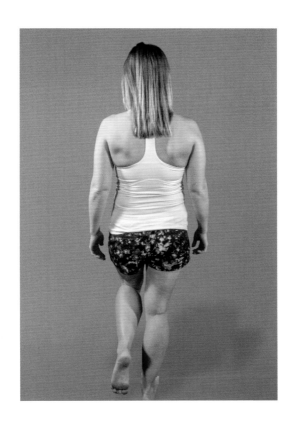

下肢 膝关节检查：前抽屉试验（前交叉韧带损伤）

试验阴性：膝关节稳定，没有松动。

试验阳性：胫骨相对股骨向前移动，膝关节松动。

1.患者仰卧。

2.嘱患者屈髋45°，屈膝90°，足部平放在床面。

3.医生坐在需要检查的一侧足背上，以固定下肢。

4.双手握住胫骨，一手拇指放在胫骨前方中线处，另一手放在外侧。

5.向前拉胫骨。

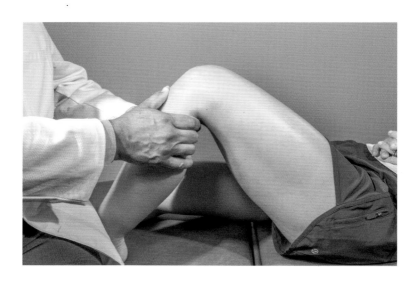

试验阴性：膝关节稳定，没有松动。

试验阳性：胫骨相对股骨向后移动，膝关节松动。

1.患者仰卧。

2.嘱患者屈髋45°，屈膝90°，足部平放在床面。

3.医生坐在需要检查的一侧足背上，以固定下肢。

4.双手握住胫骨，一手拇指放在胫骨前方中线处，另一手放在外侧。

5.向后推胫骨。

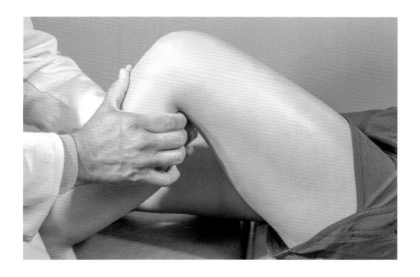

下肢 Apley 挤压试验（半月板撕裂）

试验阴性：没有引出疼痛。

试验阳性：如果疼痛引出，说明半月板损伤。

1.患者俯卧。

2.嘱患者屈膝90°。

3.在患者足跟部施加向下的挤压力，同时内、外旋小腿。

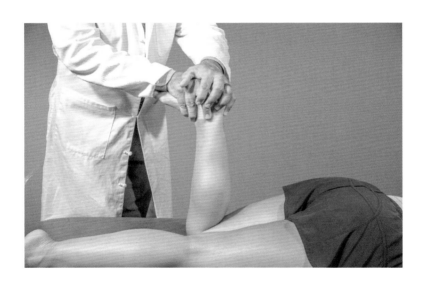

下肢 Apley 牵拉试验（韧带撕裂）

试验阴性：没有引出疼痛。

试验阳性：如果疼痛引出，说明韧带损伤。

1.患者俯卧。

2.嘱患者屈膝90°。

3.医生一只手压住股骨远端以固定。

4.另一只手握住患者足踝部向上拉，同时内、外旋小腿。

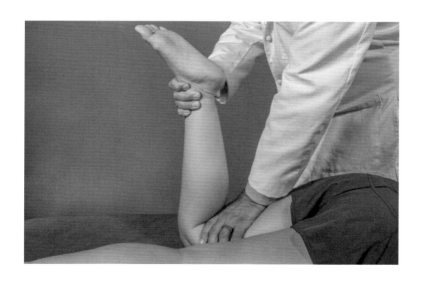

下肢 Lachman 试验（前交叉韧带损伤）

试验阴性：膝关节稳定，没有松动。

试验阳性：胫骨相对股骨向前移动，膝关节松动。

1.患者仰卧。

2.医生一只手握住胫骨，另一只手固定股骨。

3.向前牵拉胫骨。

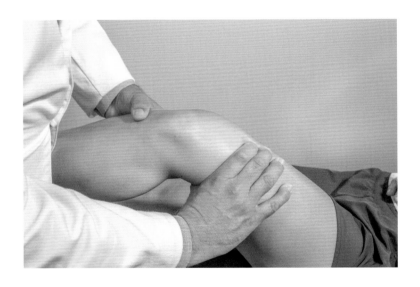

下肢 检查 McMurray 试验（内侧半月板后方撕裂）

试验阴性：没有引出疼痛。

试验阳性：如果有弹响声或疼痛引出。

1.患者仰卧。

2.嘱患者屈膝90°。

3.医生一只手抓住足跟，另一只抓住膝关节。

4.外旋胫骨，同时外翻膝关节。

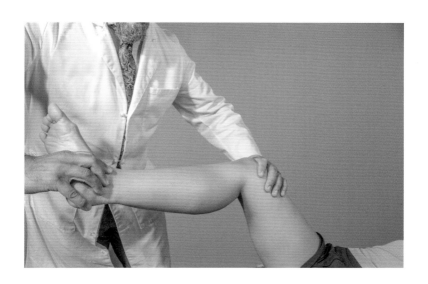

下肢 McMurray 试验（外侧半月板后方撕裂）

试验阴性：没有引出疼痛。

试验阳性：如果有弹响声或疼痛引出。

1. 患者仰卧。

2. 嘱患者屈膝90°。

3. 医生一只手抓住足跟，另一只手抓住膝关节。

4. 内旋胫骨，同时内翻膝关节。

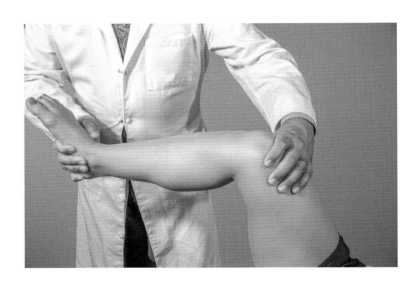

下肢 髌骨研磨试验（髌软骨软化）

试验阴性：没有疼痛或触及摩擦感。

试验阳性：有摩擦感或引出疼痛。

1.患者仰卧。

2.向下按压髌骨保持不动。

3.嘱患者主动收缩股四头肌。

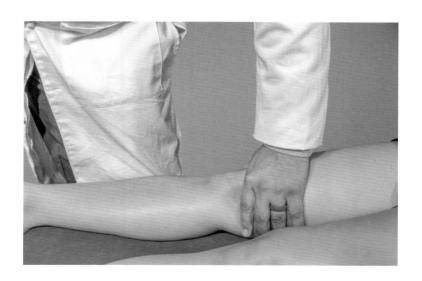

下肢 外翻加压（内侧副韧带撕裂伤）

试验阴性：膝关节稳定，没有松动。

试验阳性：内侧膝关节间隙明显分离。

1.患者仰卧。

2.嘱患者轻度屈膝。

3.一只手托住足踝部，另一只手放在膝关节外侧。

4.在足踝内侧施加一个由内向外（外翻）的压力。

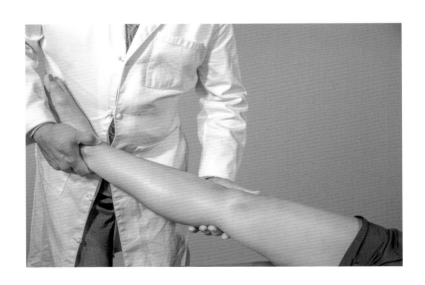

下肢 内翻加压（外侧副韧带撕裂伤）

试验阴性：膝关节稳定，没有松动。

试验阳性：外侧膝关节间隙明显分离。

1.患者仰卧。

2.嘱患者轻度屈膝。

3.一只手托住足踝部，另一只手放在膝关节内侧。

4.在足踝外侧施加一个由外向内（内翻）的压力。

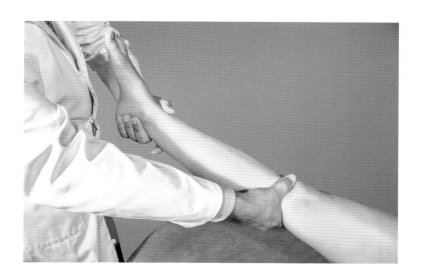

下肢 检查踝关节稳定性的前抽屉试验
（前距腓韧带或其他可能的韧带撕裂伤）

试验阴性：踝关节稳定，没有松动。

试验阳性：踝关节向对胫骨向前运动，关节松弛。

1. 患者仰卧。
2. 一只手托住足踝部，另一只手按压胫腓骨远端。
3. 尝试把足跟相对胫骨向前拉。
4. 与腱侧足比较。

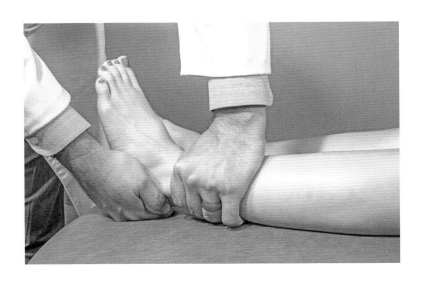

该试验相关的潜在躯体功能障碍

　　胫骨相对距骨向前错位的功能障碍，在做该试验时，会出现阳性。

腰椎 直腿抬高试验

评估由于腰椎间盘突出压迫坐骨神经导致的下肢麻木症状。

正常（阴性）直腿抬高可达70°，并且在该角度下背伸足部也不会再次诱发下肢疼痛。

1.患者仰卧。

2.医生立于患者一侧，一只手托住检查侧的足踝部，另一只手放在膝部（使膝关节保持伸直状态）。

3.把患者下肢抬高，使髋屈曲角度达到约70°，直到患者感到不适为止。

4.如果达不到70°，把下肢降低到疼痛刚刚出现的角度。

5.背屈足部。

6.如果在小于70°的时候，背屈足部引出放射疼痛，即为阳性。

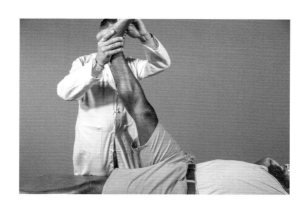

该试验相关的潜在躯体功能障碍

坐骨神经相邻的肌肉张力增高，也会压迫或刺激坐骨神经。

1.梨状肌。

2.腘绳肌。

  a.半腱肌。

  b.半膜肌。

  c.股二头肌。

腰椎 髋下落试验

评估腰椎侧弯情况：

阴性结果是，髂嵴下降超过25°（表明腰椎向屈膝一侧下肢的对侧侧弯）。

阳性结果是，髂嵴下降小于20°（表明腰椎朝向屈膝的一侧侧弯）。

1.患者站立。

2.定位髂嵴的外侧。

3.嘱患者屈曲一侧膝关节，注意足跟不离开地面。

4.如果患者屈膝侧的髋关节下降少于25°，腰椎侧弯向屈膝侧，为阳性结果。

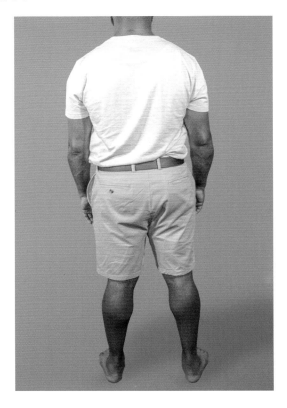

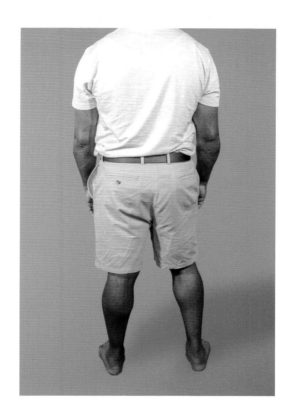

该试验相关的潜在躯体功能障碍

腰椎躯体功能障碍是引起阳性结果的主要因素。肌肉张力增高可能是引起腰椎侧弯向屈膝侧的潜在因素。

涉及的肌肉有：

1. 髂肌。

2. 腰方肌。

3. 姿势肌中的椎旁肌。

骨盆 髂前上棘按压试验（定位骨盆的躯体功能障碍侧）

1.患者仰卧。

2.站在患者一侧，优势眼盯在其身体的前正中线上。

3.把两手掌放在髂前上棘上。

4.双手同时施加一个由前向后的弹性按压力，感觉每一侧的活动度程度。

5.如果检查发现一侧活动减少或弹性差，说明该侧阳性，存在功能障碍。

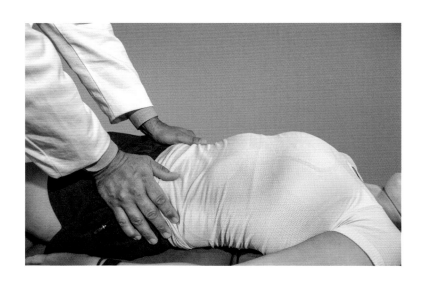

该试验相关的潜在躯体功能障碍

本试验是针对骶髂关节的定位检查，阳性结果可能提示该侧髋骨或骶骨功能障碍。髋骨和骶骨的体表标志可以进一步判断其功能障碍。

骨盆 站立前屈试验（定位骨盆的躯体功能障碍侧）

1.患者站立。

2.找到患者的两侧髂后上棘。

3.坐或蹲下使两眼与两侧髂后上棘连线水平。

4.把两手拇指都放在两侧髂后上棘下方的切迹处。

5.嘱患者慢慢前屈（两膝不能屈曲）。

6.如果在弯腰到最大程度后，其中一侧髂后上棘向上移动的比另一侧高，说明该侧为阳性。

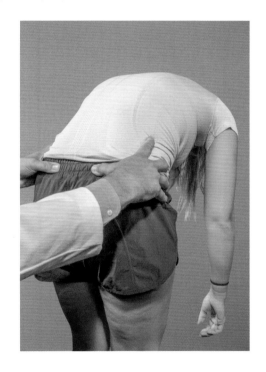

该试验相关的潜在躯体功能障碍

髋骨功能障碍最容易引起站立前屈试验阳性。然而，骶骨、耻骨功能障碍，或者是对侧的腘绳肌紧张，都可能引发阳性结果。

骨盆 坐位前屈试验
（定位骨盆的躯体功能障碍侧，尤其是骶骨）

1.患者坐位。

2.找到患者的两侧髂后上棘。

3.把两手拇指都放在两侧髂后上棘下方的切迹处。

4.医生坐在患者背后，使两眼与两侧髂后上棘连线水平，有助于检查。

5.嘱患者慢慢前屈上身。

6.如果一侧髂后上棘向上移动的比另一侧高，说明该侧为阳性。

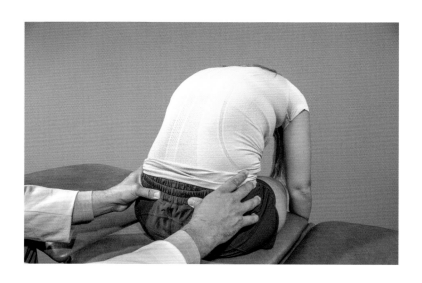

该试验相关的潜在躯体功能障碍

骶骨功能障碍会使本试验呈阳性。它取决于该侧的骶髂关节功能障碍的性质。在骶骨扭转型错位的个体，阳性侧与所围绕的斜轴侧相反。

骨盆 腰骶关节弹性试验（骶骨基底部后方）

1.患者俯卧，用两肘支撑上半身。
2.医生把手掌根放在腰骶关节接触的地方。
3.如果弹性很小或没有弹性，检查结果为阳性。

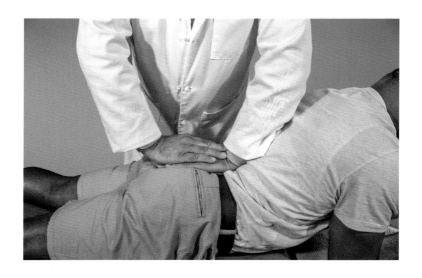

该试验相关的潜在躯体功能障碍

　　阳性结果表明L5前屈并伴有骶骨基底部后伸。这种情况出现于任何一种骶骨后旋错位的类型（左/右、右/左），或者是骶骨双侧后仰错位的功能障碍。

上肢 Apley 绕颈对抓试验（肩关节活动度）

1. 患者坐位。

2. 医生嘱患者一只手从同侧肩上方向后触摸对侧肩胛骨（外展／外旋）。

3. 然后嘱患者另一只手从同侧肩下方触摸对侧肩胛骨下角（内旋／内收）。

4. 比较两侧是否对称，是否有显著的运动受限。

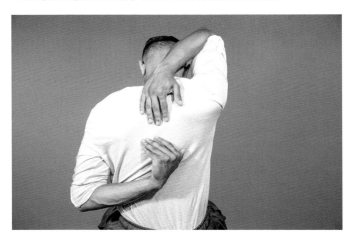

该试验相关的潜在躯体功能障碍

肩袖肌群和肩部其他肌肉紧张会导致运动受限。肌肉紧张会增加其控制的关节运动范围，但限制拮抗肌控制的关节运动范围。

肌肉	正常功能／紧张引起的躯体功能障碍	紧张引起的运动受限
冈上肌	外展	内收
冈下肌	外旋	内旋
小圆肌	外旋	内旋
肩胛下肌	内旋／伸展	外旋／屈曲
大圆肌	内旋／内收	外旋／外展
三角肌	外展，屈曲和后伸	外展，屈曲和后伸

上肢 落臂试验（肩袖撕裂，特别是冈上肌）

1. 患者坐位。
2. 医生嘱患者肩臂外展至90°，并缓慢放下到体侧。
3. 阳性结果为患者手臂不能缓慢流畅地放下或直接掉落到体侧。

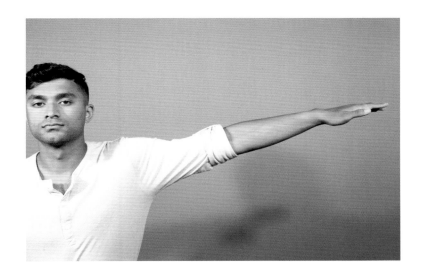

上肢 Neer 试验（冈上肌和冈下肌肌腱在肩峰下撞击试验）

1. 患者坐位，肩臂外展至90°。
2. 医生继续将其肩关节被动外展。
3. 阳性结果为肩峰下出现疼痛。

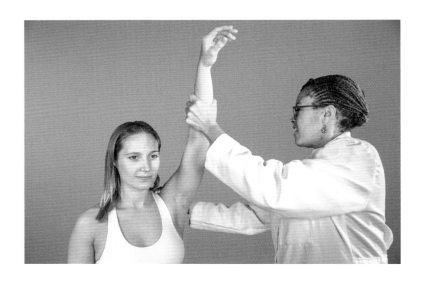

上肢 Hawkin 试验(冈上肌和冈下肌肌腱在肩峰下撞击试验)

1. 患者坐位，肘关节屈曲90°，同时肩臂外展至90°。
2. 医生继续将其肩关节被动外展并内旋。
3. 阳性结果为肩峰下出现疼痛。

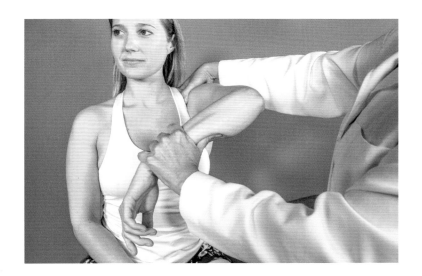

上肢 Speed 试验（肱二头肌肌腱、肌腱端病或唇上撕裂）

1. 患者坐位，肘关节伸直，前臂旋后，同时肩关节屈曲至90°。
2. 医生控制住患者前臂，让患者抗阻屈肘，使肱二头肌收缩。
3. 阳性结果为在肱二头肌或肩出现疼痛。

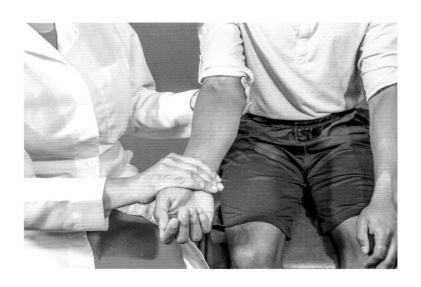

上肢 Yergason 试验(肱二头肌肌腱在结节间沟的稳定性)

1. 患者坐位。

2. 医生站在患者身后，嘱患者曲肘90°。

3. 医生一手握住患者肘部，一手握住患者腕部。

4. 医生在外旋患者前臂的同时，向下拉患者的肘部。

5. 嘱患者做抵抗肩关节外旋动作。

6. 阳性结果为因肱二头肌肌腱滑出肱骨结节间沟而引出疼痛。

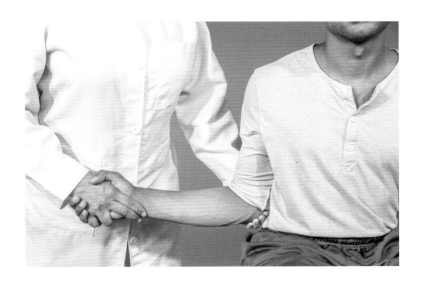

上肢 恐惧试验（肩关节前方不稳定）

1. 患者坐位。

2. 医生站在患者身后，患者肩关节外展并屈肘90°，轻微向前推动肱骨，并外旋前臂。

3. 阳性结果为引发肩关节疼痛或出现即将脱臼的恐惧感。

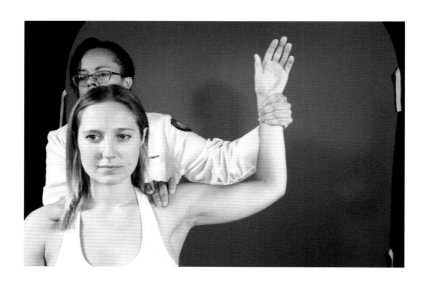

上肢 Adson 试验（胸廓出口综合征）（臂丛神经在前斜角肌及中斜角肌间受到卡压）

1. 患者坐位。
2. 医生站在患者身后，并摸到桡动脉搏动。
3. 稍外展前臂，并伸展肩关节和肘关节。
4. 外旋患者的手臂。
5. 让患者头转向同侧。
6. 阳性结果为桡动脉搏动明显减弱或消失，或是患者疼痛或感觉异常加重。

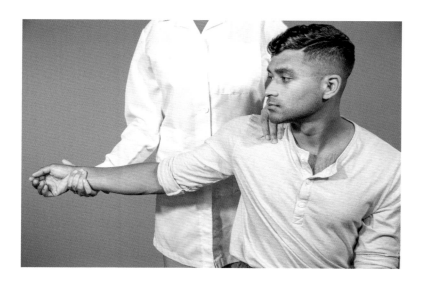

该试验相关的潜在躯体功能障碍

靠近或包绕臂丛神经的斜角肌紧张会压迫或刺激神经：

- 中斜角肌。
- 后斜角肌。
- 第1肋。

军姿试验（肋锁综合征试验）
（臂丛神经在锁骨与第1肋骨之间受到卡压）

1.患者坐位。

2.医生站在患者身后，用一只手触诊桡动脉搏动后伸肩关节，同时另一只手下压肩和锁骨。

3.阳性结果为桡动脉搏动显著减弱或消失，加重疼痛或引起感觉异常。

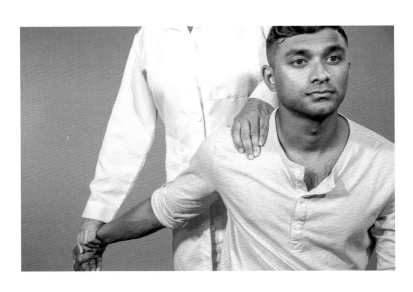

该试验相关的潜在躯体功能障碍

锁骨或第1肋骨的功能障碍可刺激臂丛神经。

Wright 试验（臂丛神经在胸小肌下受压）

1. 患者坐位。
2. 医生站在患者身后，用一只手触诊桡动脉搏动。
3. 使患者上肢超过头顶，并外旋后伸其肩关节。
4. 阳性结果为桡动脉搏动显著减弱或消失，加重疼痛或引起感觉异常。

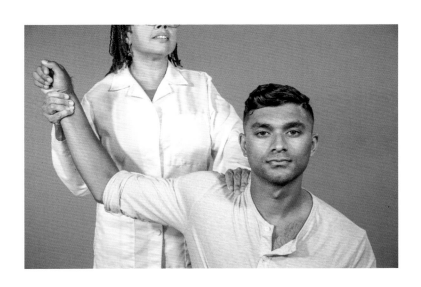

可能与此试验相关的潜在躯体功能障碍

胸小肌临近臂丛神经，如果紧张，可压迫或刺激臂丛神经。

上肢 肘部 Tinel 征（尺神经卡压）

1.患者坐位。

2.叩击肱骨内上髁后部。

3.阳性结果为在尺神经支配区域（第4和第5手指）产生疼痛症状。

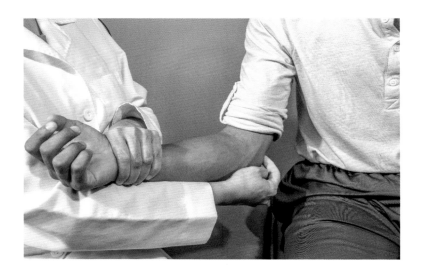

该试验相关的潜在躯体功能障碍

尺神经受压可能来自以下原因：

- 腕屈肌紧张。
- 指屈肌。
- 尺骨功能障碍。

上肢 Cozen 试验：网球肘试验（肱骨外上髁炎）

1. 患者坐位。

2. 医生面对患者。

3. 患者先前臂屈肘旋前、腕部背伸，然后嘱患者做与医生对抗的腕部后伸动作。

4. 肱骨外上髁疼痛提示肱骨外上髁炎。

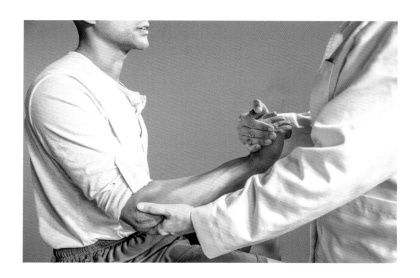

上肢 Mill 试验：网球肘试验（肱骨外上髁炎）

1. 患者坐位。
2. 医生面对患者。
3. 患者先前臂旋前，屈肘90°。
4. 医生触诊肱骨外上髁，同时被动屈腕并旋前。
5. 阳性结果为肱骨外上髁再次产生疼痛。

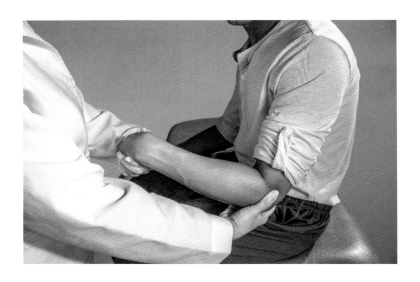

该试验相关的潜在躯体功能障碍

前臂伸肌附着于肱骨外上髁，前臂伸肌紧张和疼痛可能与肱骨外上髁炎有关。

上肢 Golfer 试验：高尔夫球肘试验（肱骨内上髁炎）

1. 患者坐位。

2. 医生面对患者。

3. 患者曲肘，前臂旋后，后伸患者腕部。

4. 医生用一只手触诊肱骨内上髁，同时保持其腕关节被动后伸，并充分伸直其肘关节。

5. 阳性结果为肱骨内上髁产生疼痛。

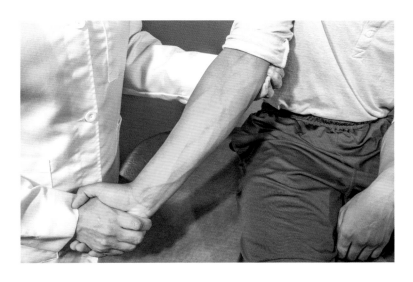

该试验相关的潜在躯体功能障碍

前臂屈肌附着于肱骨内上髁，前臂屈肌紧张和疼痛可能与肱骨内上髁炎有关。

1.患者坐位。

2.医生面对患者。

3.患者的肘关节伸展，医生一只手握患者的腕关节，另一只手握住肱骨远端。

4.医生先将位于肘关节外侧的手向内推，外翻肘关节，然后再从肘关节内侧向外推，内翻肘关节。

5.阳性结果为肘关节出现运动过度，表明侧副韧带撕裂（外翻应力＝内侧副韧带；内翻应力＝外侧副韧带）。

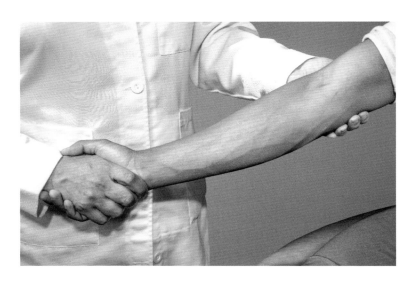

上肢 Allen 试验（尺动脉、桡动脉在手部供血不足）

1. 患者坐位。
2. 在腕部压迫阻断患者的尺、桡动脉。
3. 嘱患者先做几次手掌握拳、张开的动作，然后用力握拳。
4. 医生嘱患者张开手掌（手掌应该是苍白的）。
5. 放松一个被压迫的动脉（患者的手应该恢复红润）。
6. 阳性结果为手部恢复红润缓慢或根本没有恢复。
7. 重复上述步骤，测试另一根动脉。

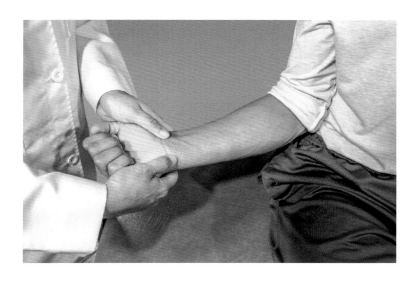

该试验相关的潜在躯体功能障碍

动脉血供不足可能由以下原因引起：

- 腕骨功能障碍。
- 腕屈肌紧张。
- 尺骨和桡骨的功能障碍。

上肢 Finkelstein 试验（狭窄性肌腱滑膜炎、腱鞘炎）

1. 患者坐位。
2. 医生嘱患者握拳，并将拇指握于掌心。
3. 固定患者前臂，同时将手腕向尺侧偏。
4. 阳性结果为手腕部或桡骨远端疼痛。

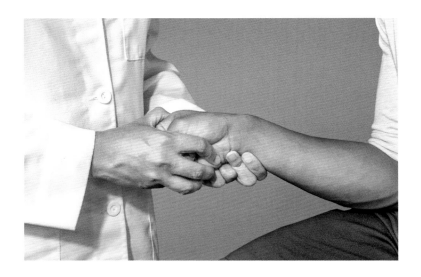

可能与此试验相关的潜在躯体功能障碍

拇长展肌和拇短伸肌的紧张和过度使用，可刺激相关肌腱。

上肢 Phalen 试验（腕管综合征）

1. 患者坐位。

2. 患者双手尽可能屈腕，并保持这个姿势1分钟。

3. 阳性结果为在正中神经支配区域出现感觉异常（拇指、示指、中指和环指桡侧）

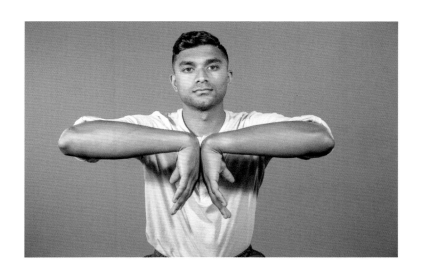

该试验相关的潜在躯体功能障碍

正中神经受压可能由以下因素引起：

- 腕骨功能障碍。
- 腕屈肌紧张。
- 尺骨和桡骨的功能障碍。
- 屈肌支持带筋膜紧张。

上肢 腕部 Tinel 征（腕管综合征）

1.患者坐位。

2.医生背伸患者腕关节，轻敲腕管部。

3.阳性结果为在正中神经支配区域出现感觉异常（拇指、示指、中指和环指桡侧）

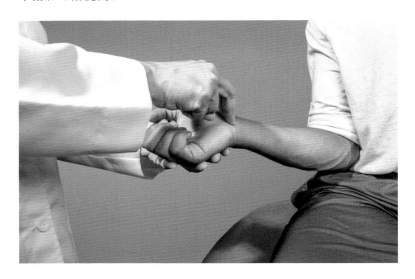

该试验相关的潜在躯体功能障碍

正中神经受压可能由以下因素引起：

- 腕骨功能障碍。
- 腕屈肌紧张。
- 尺骨和桡骨的功能障碍。

图表摘要

潜在的上肢神经卡压

1. 斜角肌卡压臂丛神经的上下支。

2. 第1肋吸气功能障碍或第1肋卡压臂丛神经下支。

3. 胸小肌卡压臂丛神经下支。

4. 旋前圆肌功能障碍卡压正中神经。

5. 腕屈肌功能障碍卡压正中神经（与肱骨内上髁炎有关）。

6. 桡骨头功能障碍或腕伸肌功能障碍（与肱骨外上髁炎有关）卡压桡神经。

7. 腕骨功能障碍卡压尺神经。

8. 腕骨功能障碍和腕管综合征卡压正中神经。

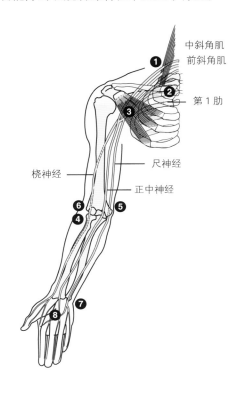

中斜角肌
前斜角肌
第1肋
尺神经
桡神经
正中神经

潜在的下肢神经卡压

1. 腰大肌卡压股神经。

2. 梨状肌或腘绳肌卡压坐骨神经。

3. 腓骨小头功能障碍卡压腓总神经。

4. 小腿前肌间隔功能障碍卡压腓深神经。

5. 髂腰韧带、腰椎或髋骨功能障碍卡压髂腹下神经、髂腹股沟神经、生殖股神经和（或）股外侧皮神经。

6. 踝管卡压胫神经。

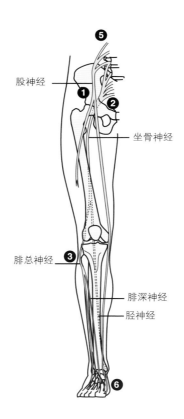

股神经

坐骨神经

腓总神经

腓深神经

胫神经

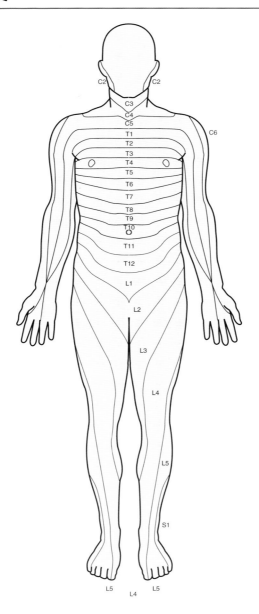

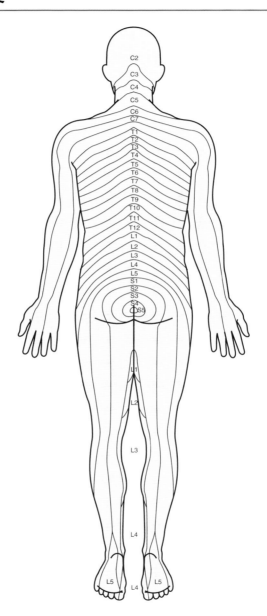

反射：上肢

反射	神经根
肱二头肌反射	C5~C6

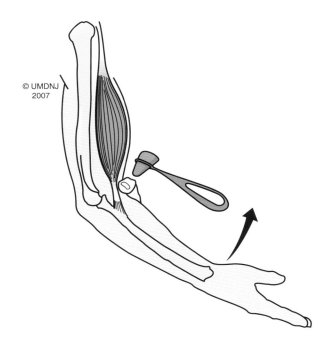

© UMDNJ
2007

反射	神经根
肱桡肌反射	C6

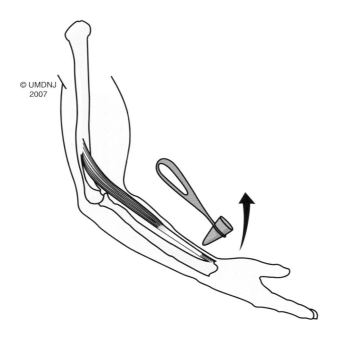

© UMDNJ
2007

反射	神经根
肱三头肌反射	C7

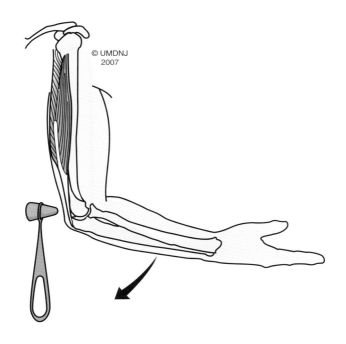

© UMDNJ
2007

反射：下肢

反射	神经根
膝跳反射	L4

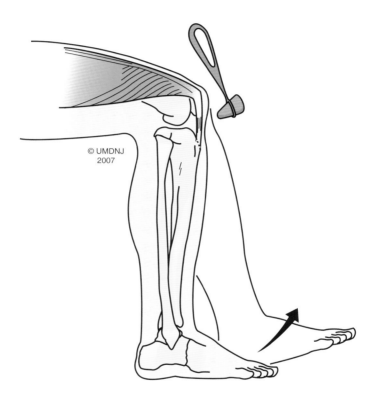

© UMDNJ
2007

反射	神经根
跟腱反射	S1

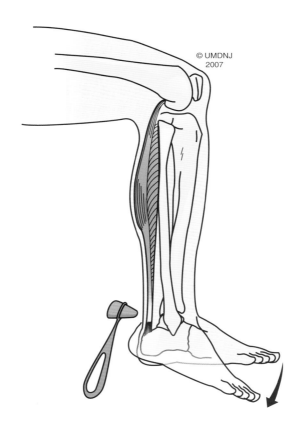

© UMDNJ
2007

肌力：上肢

肌肉运动	肌肉	神经	神经根
手臂外展	三角肌	腋神经	C5~C6

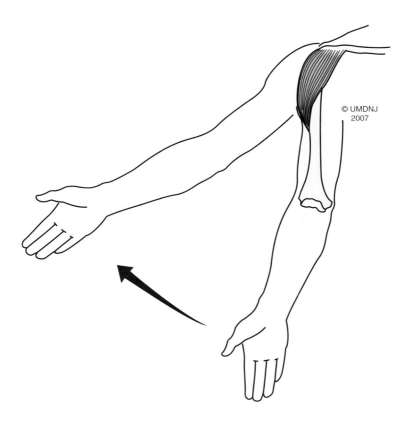

© UMDNJ
2007

肌肉运动	肌肉	神经	神经根
屈肘	肱二头肌	肌皮神经	C5~C6

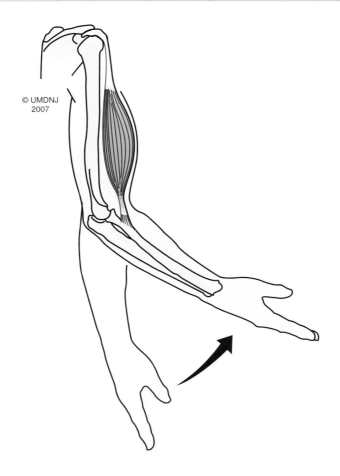

© UMDNJ
2007

肌肉运动	肌肉	神经	神经根
伸肘	肱三头肌	桡神经	C6~C8

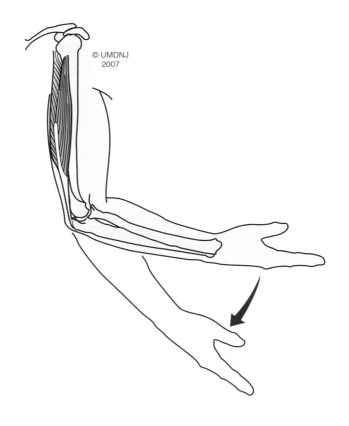

© UMDNJ
2007

肌肉运动	肌肉	神经	神经根
腕关节屈曲	桡侧腕屈肌	桡神经	C6~C7
腕关节屈曲	尺侧腕屈肌	尺神经	C7~T1

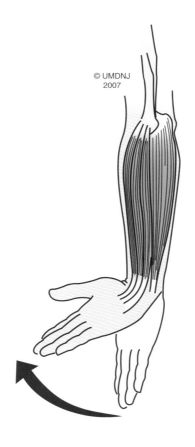

© UMDNJ
2007

肌肉运动	肌肉	神经	神经根
腕关节伸展	桡侧腕伸肌	桡神经	C6~C7

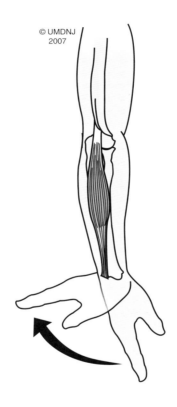

© UMDNJ
2007

肌肉运动	肌肉	神经	神经根
手指外展	骨间背侧肌	尺神经	C8~T1

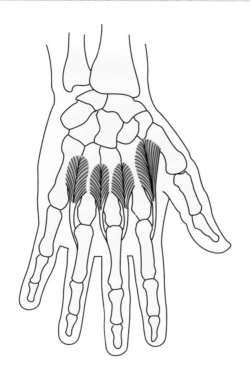

肌肉运动	肌肉	神经	神经根
手指内收	骨间掌侧肌	尺神经	C8~T1

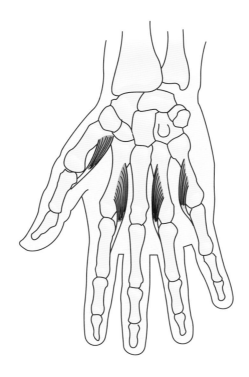

肌力：下肢

肌肉运动	肌肉	神经	神经根
足背曲	胫骨前肌	腓深神经	L4~L5

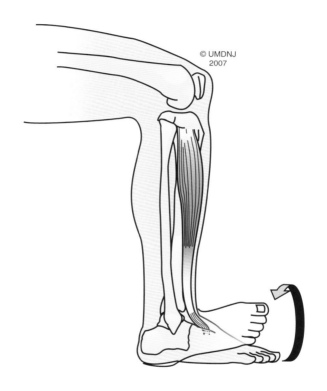

© UMDNJ
2007

肌肉运动	肌肉	神经	神经根
足外翻	腓骨长肌	腓浅神经	L5~S1

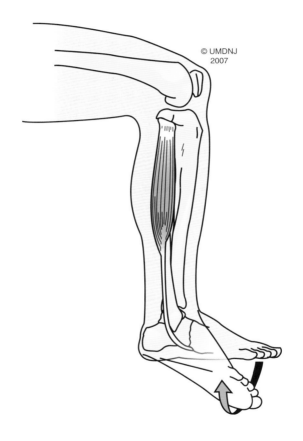

© UMDNJ
2007

颅骨掌控：第 4 脑室掌控

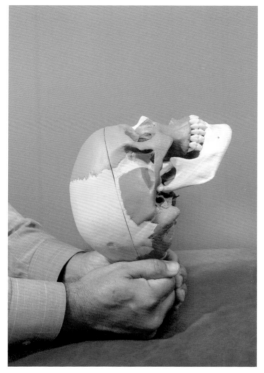

(Continued)

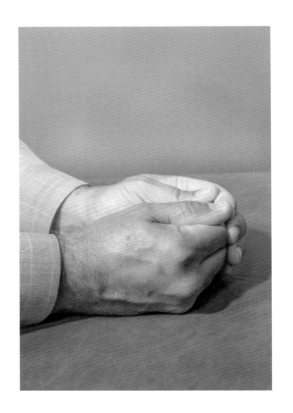

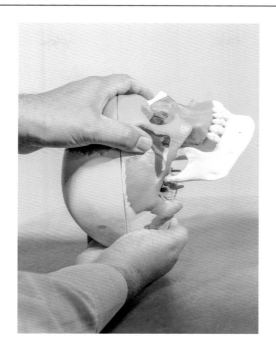

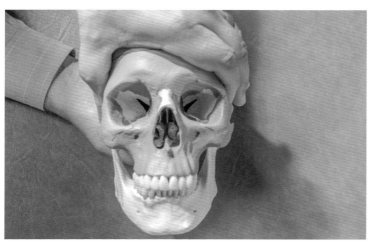

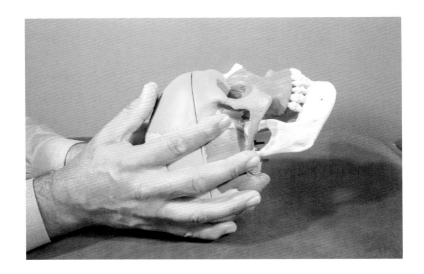

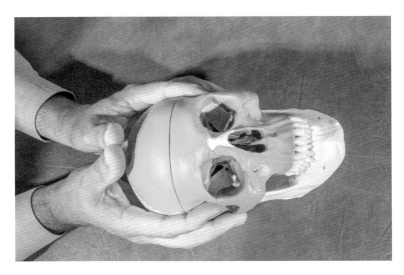

颅骨的诊断

屈曲相	
蝶枕结合	向上
蝶骨左翼	向前下
蝶骨右翼	向前下
左侧枕骨	向后下
右侧枕骨	向后下

摘自 Essig-Beatty, D. R. & Steel K.M.(2006). The Pocket Manual of OMT:Osteopathic Manipulative Treatment for Physicians. Philadelphia,PA: Lippincott Williams & Wilkins.

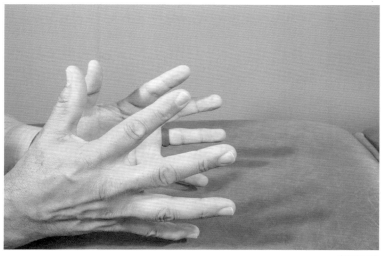

(Continued)

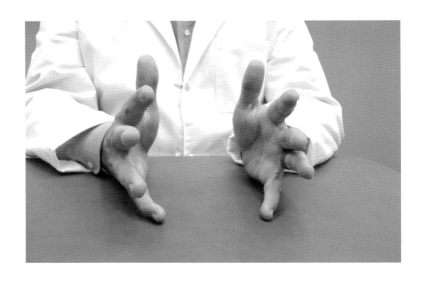

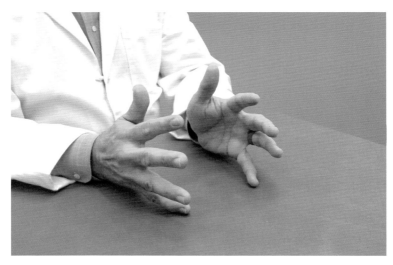

手的摆放位置夸张地展示了诊断。

颅骨的诊断

伸展相	
蝶枕结合	向下
蝶骨左翼	向后上
蝶骨右翼	向后上
左侧枕骨	向前上
右侧枕骨	向前上

摘自 Essig–Beatty, D. R. & Steel K.M.(2006). The Pocket Manual of OMT:Osteopathic Manipulative Treatment for Physicians. Philadelphia,PA: Lippincott Williams & Wilkins.

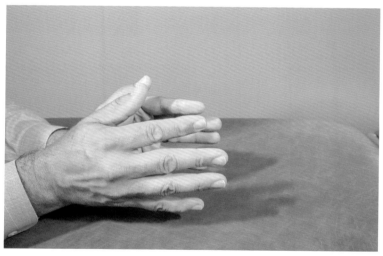

(Continued)

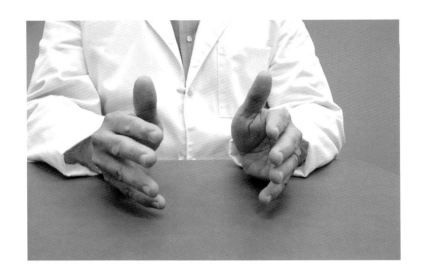

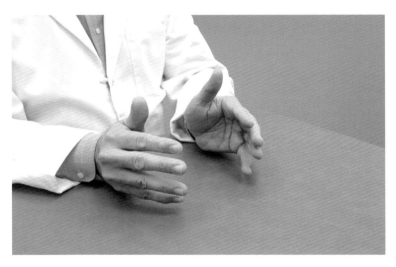

手的摆放位置夸张地展示了诊断。

左外侧损伤[1]	
蝶骨右翼	向后外
蝶骨左翼	向前内
左侧枕骨	向后内
右侧枕骨	向前外

摘自 Essig–Beatty, D. R. & Steel K.M.(2006). The Pocket Manual of OMT: Osteopathic Manipulative Treatment for Physicians. Philadelphia,PA: Lippincott Williams & Wilkins.

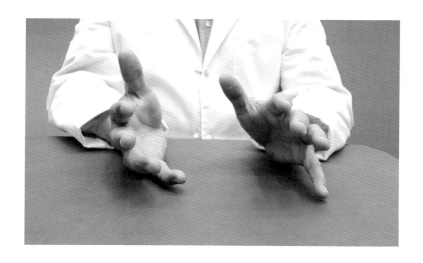

[1] 命名自蝶枕关节的活动方向。

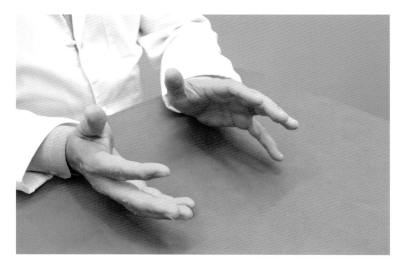

手的摆放位置夸张地展示了诊断。

右外侧损伤	
蝶骨右翼	向前内
蝶骨左翼	向后外
右侧枕骨	向前外
左侧枕骨	向后内

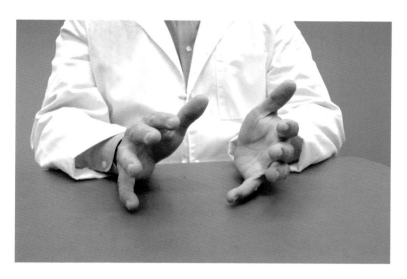

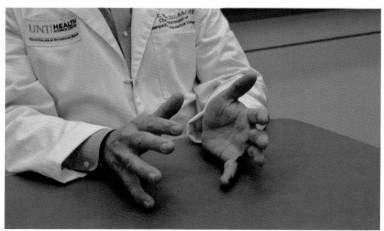

手的摆放位置夸张地展示了诊断。

颅骨的诊断

左扭转 [1]	
蝶骨右翼	向下
蝶骨左翼	向上
右侧枕骨	向上
左侧枕骨	向下

摘自 Essig–Beatty, D. R. & Steel K.M.(2006). The Pocket Manual of OMT: Osteopathic Manipulative Treatment for Physicians. Philadelphia,PA: Lippincott Williams & Wilkins.

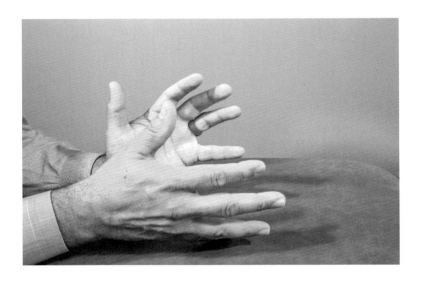

---

[1] 扭转命名自蝶骨大翼的上部。

右扭转	
蝶骨右翼	向上
蝶骨左翼	向下
右侧枕骨	向下
左侧枕骨	向上

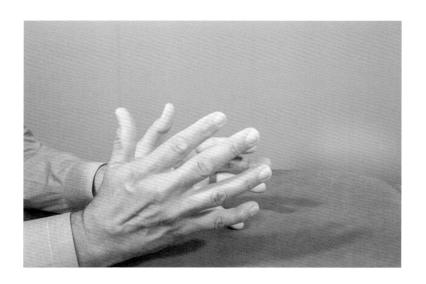

颅骨的诊断

左侧弯伴旋转 [1]	
蝶骨右翼	向后上
蝶骨左翼	向前下
右侧枕骨	向前上
左侧枕骨	向后下

摘自 Essig–Beatty, D. R. & Steel K.M.(2006). The Pocket Manual of OMT: Osteopathic Manipulative Treatment for Physicians. Philadelphia,PA: Lippincott Williams & Wilkins.

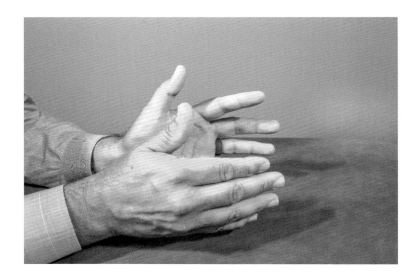

---

[1]侧弯伴旋转功能障碍命名是以头的凸侧为准。

右侧弯伴旋转	
蝶骨右翼	向前下
蝶骨左翼	向后上
右侧枕骨	向后下
左侧枕骨	向前上

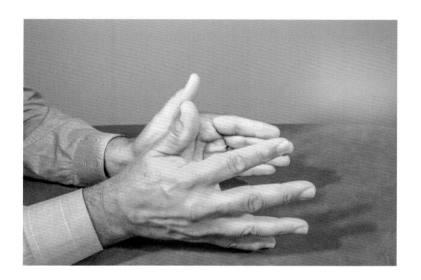

颅骨的诊断

下剪切 [1]	
蝶骨右翼	向上
蝶骨左翼	向上
右侧枕骨	向下
左侧枕骨	向下

摘自 Essig–Beatty, D. R. & Steel K.M.(2006). The Pocket Manual of OMT: Osteopathic Manipulative Treatment for Physicians. Philadelphia,PA: Lippincott Williams & Wilkins.

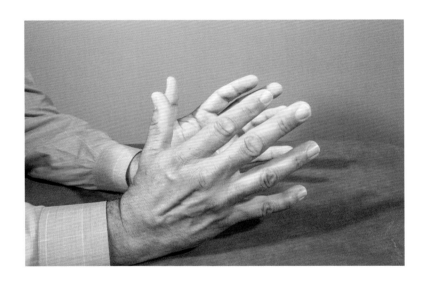

[1] 剪切（垂直错位）是以蝶骨体与枕骨基底部连接处相对上下移位的运动方向命名的。

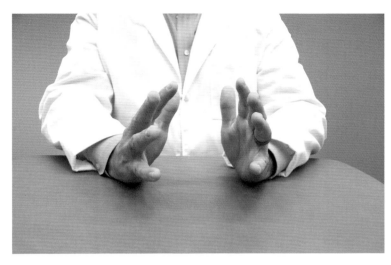

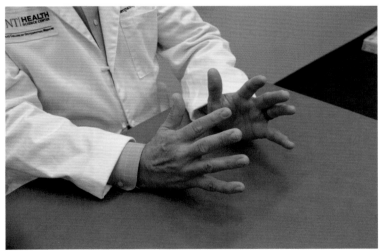

手的摆放位置夸张地展示了诊断。

上剪切	
蝶骨右翼	向下
蝶骨左翼	向下
右侧枕骨	向上
左侧枕骨	向上

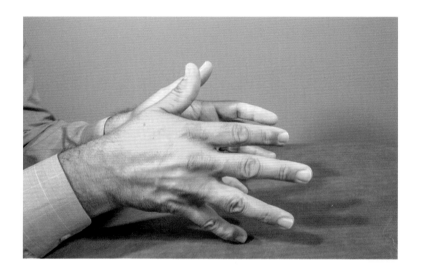

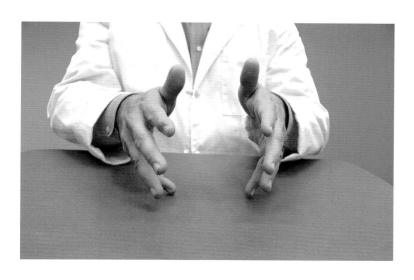

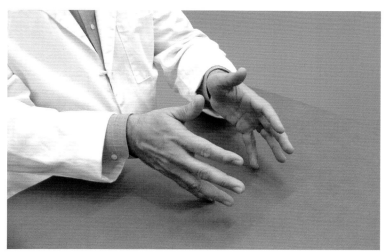

手的摆放位置夸张地展示了诊断。

骶骨的诊断

记忆骶骨诊断的关键点

- 坐位屈曲试验只能确定骶骨活动异常的一侧。
- 如果坐位屈曲试验有一侧阳性，骶骨则沿着阳性侧的对侧斜轴运动（如坐位前屈试验左侧阳性，骶骨沿着右斜轴运动）（译者注）。

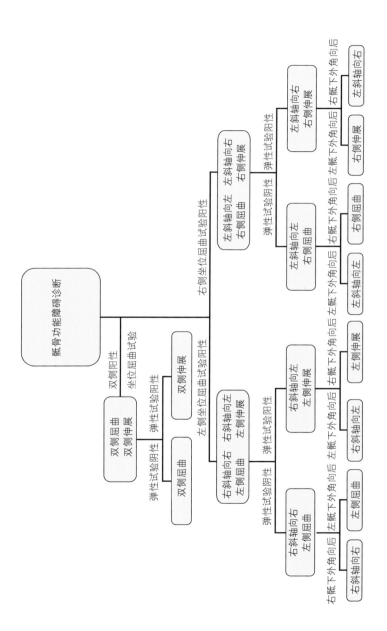

骶骨功能障碍诊断

双侧屈曲
双侧伸展
弹性试验阴性
双侧屈曲

坐位屈曲试验
双侧阳性

弹性试验阳性
双侧伸展

左侧坐位屈曲试验阳性

右斜轴向右
左侧屈曲
弹性试验阴性

右斜轴向右
左侧伸展
弹性试验阳性

右斜轴向右
右骶下外角向后 左骶下外角向后
右斜轴向右
左侧屈曲

右斜轴向左
左侧伸展
左骶下外角向后
右斜轴向左

右侧坐位屈曲试验阳性

左斜轴向左
右侧屈曲
弹性试验阴性

左斜轴向右
右侧伸展
弹性试验阳性

左斜轴向左
右骶下外角向后
左斜轴向左
右侧屈曲

左斜轴向右
右骶下外角向后
右斜轴向右
左侧伸展

参考文献

1. Alix, ME., Bates KC (1999). A proposed etiology of cervicogenic headache: The neurophysiologic basis and anatomic relationship between the dura mater and the rectus posterior capitis minor muscle. Journal of Manipulative and Physiological Therapeutics, 8, (Oct 22), 534–539.

2. AOA. (2003). Foundations for osteopathic medicine (2nd ed.). Philadelphia, PA: Lippincott Williams and Wilkins.

3. Beal, M. C. (1983). Palpatory testing for somatic dysfunction in patients with cardiovascular disease. Journal of the American Osteopathic Association, 82, (11), 822–831.

4. Beal, M. C., & Morlock, J. W. (1984). Somatic dysfunction associated with pulmonary disease. Journal of the American Osteopathic Association, 84, 179–183.

5. Biondi, D. M. (2005). Physical treatments for headache: A review. Headache, 45, June, (6), 738–746.

6. Blood, S. D. (1980). Treatment of the sprained ankle. Journal of the American Osteopathic Association, 79, (11), 680–692.

7. Blood, S. D. (1986). The craniosacral mechanism and the tempermandibular joint. Journal of the American Osteopathic Association, 86, (8), 512–519.

8. Bockenhauer, S. E., et al. (2002). Quantifiable effects of osteopathic manipulative techniques on patients with chronic asthma, Journal of the American Osteopathic Association, 102, July, (7), 371–375.

9. Boesler, D., et al. (1993). Efficacy of high-velocity low-amplitude manipulative technique in subjects with low-back pain during menstrual cramping. Journal of the American Osteopathic Association, 93, (2), 203–214.

10. Bronfort, G., et al. (2001). Efficacy of spinal manipulation on chronic headache: A systemic review. Journal of Manipulative and Physiological Therapeutics, 24,(7), 457–466.

11. Carpenter, S., & Woolley, A. (2001). Osteopathic manipulative treatment of low back pain during labor. The AAO Journal: A Publication of the American Academy of Osteopathy, 11, Fall, (3), 21–23.

12. Cassidy, I. T., & Jones, C. G. (2002). A retrospective case report of symphysis pubis dysfunction in a pregnant woman. Journal of Osteopathic Medicine, 5, (2), 83–86.

13. Chaitow, L.(2005). Cranial manipulation (2nd ed.). Philadelphia, PA: Churchill-Livingston, Elsevier.

14. Dambro, M. (2004). Griffin 5-minute consult 2005. Philadelphia, PA: Lippincott Williams and Wilkin, 239–239.

15. DiGiovanna, E., Schiowitz, S., & Dowling, D. (2005). An osteopathic approach to diagnosis and treatment (3rd ed.). Philadelphia, PA: Lippincott Williams and Wilkins.

16. Dobrusin, R. (1989). An osteopathic approach to conservative management of thoracic outlet syndromes. Journal of the American Osteopathic Association, 89, (8), 1046–1057.

17. Dowling, D. (2000). Progressive inhibition of neuromuscular structures (PINS) technique. Journal of the American Osteopathic Association, 100, (5), 285–298.

18. Dugenhardt, B., & Kuchera, M. (2006). Osteopathic evaluation and manipulative treatment in reducing the morbidity of otitis media: A pilot study. Journal of the American Osteopathic Association, 106, (6), 327–334.

19. Eisenhart AW., Gaeta TJ., Yens DP. (2003). Osteopathic manipulative treatment in the emergency department for the patients with acute ankle injuries. Journal of the American

Osteopathic Association, 103, 417–421.

20. Ellestad, S. M., Nagle, R. V., Boesler, D. R., et. al, (1988). Electromyographic and skin resisitance responses to osteopathic manipulative treatment for low back pain. Journal of the American Osteopathic Association, 88, (8), 991–997.

21. Flotildes, K.L., et. al, "The Evaluation of the Effect of Osteopathic Manipulative Techniques (OMT) on Headache Pain", JAOA, August 2001, 101, page 474 (abstract)

22. Freitag, F. (1983). Osteopathic treatment of migraine. Osteopathic Annals, 11, (6), 19–26.

23. Frobert, O., et al. (1999). Musculo-skeletal pathology in patients with angina pectoris and normal coronary angiograms. Journal of Internal Medicine, 245, 237–246.

24. Frymann, V. M. (1978). The osteopathic approach to cardiac and pulmonary disease. Journal of the American Osteopathic Association, 77, 668–673.

25. Gallagher, R. M. (2005). Headache pain. Journal of the American Osteopathic Association, Sep 105, (9 suppl 4), S7–11.

26. Gamber, R., Shores, J., Russo, D., et. al, (2002). Osteopathic manipulative treatment in conjunction with medication relieves pain associated with fibromyalgia syndrome: Results of a randomized clinical pilot project. Journal of the American Osteopathic Association, 102, (6), 321–325.

27. Guiney, P., Chou, R., Vianna, A., et. al, (2005). Effects of osteopathic manipulative treatment on pediatric paitents with asthma: A randomized control trial. Journal of the American Osteopathic Association, 105, (1), 7–12.

28. Gunnar, B. J., et al. (1999). A comparison of osteopathic spinal manipulation with standard care for patients with low back pain. New England Journal of Medicine, 341, (19), 1426–1431.

29. Guyton, A. C., & Hall, J. E. (2006). Textbook of medical physiology (11th ed., p. 1754). Philadelphia, PA: Elsevier Saunders.

30. Gwendolen, J., et al. (2002). A randomized control trial of exercise and manipulative therapy for cervicogenic headache. Spine, 27, (17), 1835–1843.

31. Hack, G. D., et al. (1995). Anatomical relation between the rectus capitus posterior minor muscle and dura mater. Spine, 20, Dec, (23), 2484–2486.

32. Hains, G., & Hains, F. (2000). Combined ischemic compression and spinal manipulation in the treatment of fibromyalgia: A preliminary estimate dose and efficacy. Journal of Manipulative and Physiological Therapuetics, 23, (4), 225–230.

33. Hanten, W. P., et al. (2001). The effectiveness of CV-4 and resting position techniques on subjects with tension-type headaches. [Abstract. Reprint from the J Man Manip Ther., 7, (2), 64–70.] Journal of Osteopathic Medicine, 4, (2), 62.

34. Hermann, E. (1965). Postoperative adynamic ileus: Its prevention and treatment by osteopathic manipulation. The DO, 6, (2), 163–164.

35. Hitchcock, M. E. (1976). The manipulative approach to the management of primary dysmenorrhea. Journal of the American Osteopathic Association, 75, 909–918.

36. Hoag, J. M. (1972). Musculoskeletal involvement in chronic lung disease. Journal of the American Osteopathic Association, 71, 698–706.

37. Howell,R., et al. (1975). The influence of osteopathic manipulative therapy in the management of patients with chronic obstructive lung disease. Journal of the American Osteopathic Association, 74, 757–760.

38. Howell, J. N., et al. (2006). Stretch reflexes, Hoffman reflexes, with Achilles Tendinitis., Journal of the American Osteopathic Association, 106, Sep, (9), 537–545.

39. Hoyt, W. H., et al. (1979). Osteopathic manipulation in the treatment of muscle-contraction

headache. Journal of the American Osteopathic Association, 78, 322–325.

40. Jacobson, E., et al. (1989). Shoulder pain and repetition strain injury to the supraspinatus muscle: Etiology and manipulative treatment. Journal of the American Osteopathic Association, 89, (8), 1037–1045.

41. Jesper, M., Wiberg, D. C., Nordsteen, J., et. al, (1999). The short-term effect of spinal manipulation in the treatment of infantile colic: A randomized controlled trial with a blinded observer. Journal of Manipulative and Physiological Therapeutics, 22, (8), 517–522.

42. Johnson, F. (1972). Some observations on the use of osteopathic therapy in the care of patients with cardiac disease. Journal of the American Osteopathic Association, 71, 799–804.

43. Kappler, R. E. (1973). Role of psoas mechanism in low-back complaints. Journal of the American Osteopathic Association, 72, 794–801.

44. King, HH. (2000). Osteopathic manipulative treatment in prenatal care: Evidence supporting improved outcomes and health policy implications. The AAO Journal: A Publication of the American Academy of Osteopathy, Sum, 10, (2), 25–33.

45. Knebl, J., et al. (2002). Improving functional ability in the elderly via the Spencer technique, an osteopathic manipulative treatment: A randomized control trial. Journal of the American Osteopathic Association, 102, (7), 387–396.

46. Knott, V., Tune, J., Stoll, S., & Downey, H. F. (2005). Increased lymphatic flow in the thoracic duct during manipulative treatment. Journal of the American Osteopathic Association, 105, (10), 447–456.

47. Kuchera, M. (2005). Osteopathic manipulative medicine considerations in patients with chronic pain. Journal of the American Osteopathic Association, 105, (9), 529–536.

48. Kuchera, M., & Kuchera, W. (1994). Osteopathic considerations in systemic dysfunction. Columbus, OH: Greydon Press.

49. Lancaster, D., & Crow, W. (2006). Osteopathic manipulative treatment of a 26-year-old woman with Bell's Palsy. Journal of the American Osteopathic Association, 106, (5), 285–289.

50. Licciardone, J. C., et al. (2003). Osteopathic manipulative treatment for chronic low back pain: A randomized control trial. Spine, 28, (13), 1355–1362.

51. Magoun, H. (1966). Osteopathy in the cranial field (3rd ed., pp. 151, 155, 215, 244). Indianapolis, IN: The Cranial Academy.

52. Mall, R. (1973). An evaluation of routine pulmonary function tests as indicators of responsiveness of a patient with chronic obstructive lung disease to osteopathic health care. Journal of the American Osteopathic Association, 73, 327–333.

53. Mannino, J. R. (1979). The application of neurologic reflexes to the treatment of HTN. Journal of the American Osteopathic Association, 10, 225–231.

54. McPartland, J., et al. (2005). Cannabimimetic effects of osteopathic manipulative treatment. Journal of the American Osteopathic Association, 105, (6), 283–291.

55. Menck, J. Y., Requejo, S. M., & Kulig, K. (2000). Thoracic spine dysfunction in upper extremity complex regional pain syndrome. [Abstract. Reprint from the J Orthop Sports Phys Ther, 2000, 30, (7), 401–409.] Journal of Osteopathic Medicine, 4, (2), 71.

56. Mills, M. V., et al. (2003). The use of osteopathic manipulative treatment as adjuvant therapy in children with recurrent acute otitis media. Archives of Pediatrics and Adolescent Medicine, 157, Sep, (9), 861–866.

57. Moore, K., Agur, M. K., Mare, M., et. al, Essential clinical anatomy (pp. 509–510, 658–660). (2006) Lippincott Williams and Wilkins Philadlephia, PA.

58. Morley, T. F. (2003). Osteopathic manipulative therapy (OMT) as a non-pharmacological

treatment for stable patients with emphysema and chronic bronchitis. Journal of the American Osteopathic Association, 103, August, (8).

59. Noll, D. R., et al. (2000). Benefits of osteopathic manipulative treatment for hospitalized elderly patients with pneumonia. Journal of the American Osteopathic Association, 100, (12), 776–782.

60. Noll, D. R., Shores, J., Bryman, P. N., & Masterson, E. V. (1999). Adjunctive osteopathic manipulative treatment in the elderly hospitalized with pneumonia: A pilot study. Journal of the American Osteopathic Association, 99, (3), 143–152.

61. Northrup, T. L. (1961). Manipulative management of hypertension. Journal of the American Osteopathic Association, 60, 973–978.

62. Osborne, G. G. (1994). Manual medicine and its role in psychiatry. The AAO Journal: A Publication of the American Academy of Osteopath, 4, Spr, (1), 16–21.

63. O-Yurvati, A., et al. (2005). Hemodynamic effects of osteopathic manipulative treatment immediately after coronary artery bypass surgery. Journal of the American Osteopathic Association, 105, (10), 475–481.

64. Paul, F., & Buser, B. (1996). Osteopathic manipulative treatment applications for the emergency department patient. Journal of the American Osteopathic Association, 96, (7), 403–409.

65. Pintal, W., & Kurtz, M. (1989). An integrated osteopathic treatment approach in acute otitis media. Journal of the American Osteopathic Association, 89, (9), 1139–1141.

66. Plotkin, B. J., et al. (2001). Adjunctive osteopathic manipulative treatment in women with depression: A pilot study. Journal of the American Osteopathic Association, 101, (9), 517–523.

67. Pratt-Harrington, D. (2000). Galbreath technique: A manipulative treatment for otitis media revisited. Journal of the American Osteopathic Association, 100, (10), 635–639.

68. Pratt-Harrington, D., & Neptune-Ceran, R. (1995). The effect of osteopathic manipulative treatment in the post abdominal surgical patient. The American Academy of Osteopathy Journal, 5, Fall, (3), 9–13.

69. Purse, F. M. (1966). Manipulative therapy of upper respiratory infections in children. Journal of the American Osteopathic Association, 65, 964–972.

70. Riley, G. W. (2000). Osteopathic success in the treatment of influenza and pneumonia. [Reprint from the Journal of the American Osteopathic Association, 1919.] Journal of the American Osteopathic Association, 100, (5), 315–319.

71. Rowane, W., & Rowane, M. (1999). An osteopathic approach to asthma. Journal of the American Osteopathic Association, 99, (5), 259–264.

72. Schmidt, C. (1982). Osteopathic manipulative therapy as a primary factor of upper, middle, and pararespiratory infections. Journal of the American Osteopathic Association, 81, (6), 382–388.

73. Sholars, H. (1996). AAO case history: Common problems in newborns and infants. The AAO Journal: A Publication of the American Academy of Osteopathy, 6, Fall, (3), 19–20.

74. Shrum, K., et al. (2001). Sinusitis in children: The importance of diagnosis and treatment. Journal of the American Osteopathic Association, 101, (5), S8–S13.

75. Sleszynski, S., & Kelso, A. (1993). Comparison of thoracic manipulation with incentive spirometry in preventing postoperative atelectasis. Journal of the American Osteopathic Association, 93, (8), 834–845.

76. Spiegel, A. J., et al. (2003). Osteopathic manipulative medicine in the treatment of hypertension: An alternative, conventional approach. Heart Disease, 5, July–August, (4), 272–278.

77. Stark, E. H. (1975). Evaluation and management of urinary tract infections. Osteopathic Annals, 34–40.

78. Steiner, C. (1976). Tennis elbow. Journal of the American Osteopathic Association, 75, (6),

575–581.

79. Stiles, E. G. (1979). Osteopathic manipulation in a hospital environment. Journal of the American Osteopathic Association, 76, 243–258.

80. Stoll, S. T, & Simmons, S. L. (2000). Inpatient rehabilitation and manual medicine. Physical Medicine and Rehabilitation: State of the Art Reviews, 14, Feb, (1), 85–106.

81. Schuenke M., Schulte E., Schudomacher U., et al. (2006). Thieme atlas of anatomy: General anatomy and musculoskeletal system (pp. 73, 317). New York.

82. Sucher, B. (1995). Palpatory diagnosis and manipulative management of carpal tunnel syndrome: Part 2, "double crush" and thoracic outlet syndrome. Journal of the American Osteopathic Association, 95, (8), 471–479.

83. Sucher, B. (1993). Myofascial release of carpal tunnel syndrome. Journal of the American Osteopathic Association, 93, (1), 92–101.

84. Sucher, B. (1993). Myofascial release of carpal tunnel syndrome: Documentation with magnetic resonance imaging. Journal of the American Osteopathic Association, 93, (12), 1273–1278.

85. Taylor, G. W. (1949). The osteopathic management of nausea and vomiting of pregnancy. Journal of the American Osteopathic Association, 48, (11), 581–582.

86. Torsten, L. (2005). Cranial osteopathy: Principles and practice. Elsevier.

87. Travell, J. G. (1977). A trigger point for hiccup. Journal of the American Osteopathic Association, 77, 308–312.

88. Washington, K., et al. (2003). Presence of Chapman reflex points in hospitalized patients with pneumonia. Journal of the American Osteopathic Association, 103, (10), 479–483.

89. Weatherly, J. (1998). Scoliosis and osteopathic manipulative treatment. The AAO Journal: A Publication of the American Academy of Osteopathy, 8, Win, (4), 18–21.

90. Williams, N. H., et al. (2003). Randomized osteopathic manipulation study (ROMANS): Pragmatic trial for spinal pain in primary care. Family Practice, 20, (6), 662–669.

91. Zanakis, M., et al. (1993). The efficacy of OMT on spasmodic torticollis as determined by improvements in volitional movement. [Abstract.] Journal of the American Osteopathic Association, 93, (9), 950.

附录 1

整骨医学入门指南（一）

技术	直接 / 间接	主动 / 被动	操作的机制	绝对禁忌证	相对禁忌证
软组织	直接	被动	包括揉法、牵伸、深层按压、抑按和（或）拔伸法，通过触诊探知组织对这些手法的反应，属于治疗筋膜的方法	在骨折局部直接治疗；严重的血管压迫；局部的恶性肿瘤或感染	严重骨质疏松；肌肉急性损伤；患者耐受程度低
肌筋膜放松	直接或间接	被动	这是一种通过运用医生手的热力和机械传导功能，对患者的软组织和筋膜进行引导放松的技术。能引起生物压电变化，从而使所要治疗的组织放松		在骨折局部直接治疗；严重的血管压迫；局部的恶性肿瘤或感染；严重骨质疏松；肌肉急性损伤
淋巴引流	直接	被动	通过医生手的机械压力使淋巴回流改善	坏死性筋膜炎	器官脆弱（如：急性肝炎）；脾铁过载；恶性肿瘤；深静脉血栓；中到重度充血性心力衰竭
摆位放松	间接	被动	把肌肉的压痛点摆放到一个可以使疼痛和本体感觉过敏的症状减少到最小的体位。该技术通过精确调整患者的体位来减少肌肉内高度敏感的肌梭的活性，以及受累肌肉的异常收缩	摆位有困难的严重疾病，妨碍治疗；软组织外伤后，摆位会加重原有损伤	任何可能由于摆位后加重疼痛的疾病

技术	直接／间接	主动／被动	操作的机制	绝对禁忌证	相对禁忌证
肌肉能量	间接或直接	主动	**后等张收缩放松** 在患者收缩过程中，压力作用在位于肌腱内的高尔基腱感受器，引起抑制性反射导致紧随其后肌纤维变长 **交互抑制** 利用主动肌/拮抗肌收缩时，可以放松与之功能相反的肌肉的特点	骨折／脱位中到重度的关节失稳	中度到重度的肌肉紧张；严重骨质疏松；
			呼吸辅助 利用患者的呼吸功能帮助身体改善功能障碍 **活动关节** 医生的手固定一端作为支点，利用附着在关节上的肌肉收缩来活动关节		严重的疾病，特别是心肺损伤（如ICU、手术后）
高速低幅（HVLA）	直接	被动	在关节活动的解剖范围之内，通过一个较短的距离，用快速的治疗力量作用于关节。可引导受限的关节在一个或多个活动平面内精确地松解。通常可听到关节的弹响声，一般认为是关节滑膜嵌顿／气体或者是关节粘连被松解。HVLA也被广泛认为是扳法	关节不稳；严重骨质疏松；严重的高血压心脑血管疾病（如冠心病），且伴有治疗部位的麻木；癌细胞转移到的部位；椎-基底动脉供血不足；不能自控的先天异常疾病——如唐氏综合征，小脑扁桃体下疝畸形	伴中度活动减少的骨关节炎；骨量减少；轻到中度的扭伤或张力过高

技术	直接/间接	主动/被动	操作的机制	绝对禁忌证	相对禁忌证
颅骨整骨医学	两者都有	被动	（以前称为颅骨相关的整骨疗法）有自成体系的诊断和治疗理论，由整骨医生利用人体与生俱来的呼吸功能和脊膜韧带张力平衡技术，针对颅骨进行治疗。这种系统的诊疗方法首次由整骨医生威廉·G.萨特兰（William G. Sutherland）提出	急性脑出血/血肿；急性颅骨骨折；颅内压增加	占位性病变；凝血功能障碍；谁，什么，以及哪里，取决于患者，他们的状态和你的技术

附录 2

整骨医学入门指南（二）

技术简称	技术分类	器官和相关的自主神经支配		
MFR– 筋膜放松	主动——患者主动收缩肌组织	器官	交感神经	副交感神经
		头和颈	T1~T4（5）	
ME– 肌肉能量		心	T1~T5	
	被动——患者允许医生移动他们的关节，不需要患者辅助	肺	T2~T4（5）	
HVLA– 高速低幅				
OCF– 颅骨的整骨疗法		食管	T5~T6	迷走神经
	直接法——治疗的起初位置朝向功能障碍的相反方向移动	食管下段和胃	T6~T10（5~9）	
SD– 躯体功能障碍		脾和胰腺	T7~T9（5~11）	
		肝和胆	T6（7）	
ICS– 肋间		小肠	T9~T10（11）	
	间接法——治疗的起初位置朝向功能障碍的方向移动	肾	T10~L1	
		升结肠和横结肠	T10（12）~L1	
		降结肠、乙状结肠、直肠	L1~L2	
		卵巢、睾丸	T9（10）	S2–S4
		子宫、膀胱	T10（11）~L2	
		子宫	T10（12）~L1	
		上肢	T2~T5（7）	
		下肢	T10（11）~L2（3）	

附录 3

前部 Chapman 点

区域	前面的点	对应部位
中耳	锁骨上缘内 1/3	
鼻窦	锁骨下缘内 1/3	
心血管	第 2 肋间隙	
食管	第 2 肋间隙	
甲状腺	第 2 肋间隙	
气管	第 2 肋间隙	
上肺	第 3 肋间隙	
下肺	第 5 肋间隙	
肝	第 5、6 右侧肋间隙	
胃	第 5、6 左侧肋间隙	
胆	右侧第 6 肋间隙	
胰	右侧第 7 肋间隙	
脾	左侧第 7 肋间隙	
阑尾	右侧第 12 肋尖	
肾上腺	肚脐侧边旁开约 3.2 cm, 上边旁开约 6.4 cm	
肾	肚脐侧边和上边旁开各约 3.2 cm	
膀胱	脐周区域	
卵巢、子宫	耻骨支上缘，耻骨联合旁开 2 cm	
前列腺	双侧股外侧（沿髂胫束后侧）	
幽门	胸骨正中线	

区域	前面的点	对应部位
椎前神经节		
腹腔神经节	正当剑突下	食管、胃、十二指肠
肠系膜上神经节	在腹腔神经节和肠系膜下神经节之间	空肠至横结肠
肠系膜下神经节	正当肚脐之上	降结肠至直肠

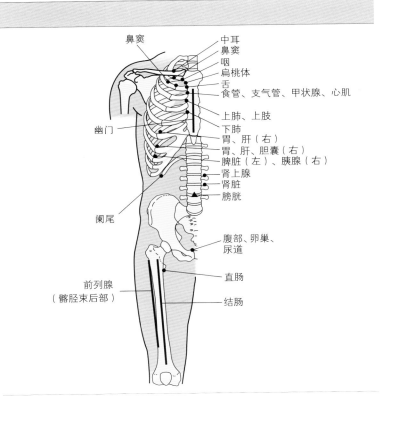